"60岁开始读"
科普教育丛书

上海市学习型社会建设与终身教育促进委员会办公室 / 指导
上海科普教育促进中心 / 组编

U0270277

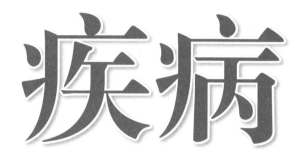

疾病·早知晓

陆惠华　方宁远　主编

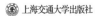上海交通大学出版社　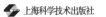上海科学技术出版社　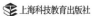上海科技教育出版社　上海教育出版社

图书在版编目（CIP）数据

疾病早知晓 / 上海科普教育促进中心组编；陆惠华，
方宁远主编. -- 上海：上海交通大学出版社：上海科
学技术出版社，2020（2024重印）
（"60岁开始读"科普教育丛书）
本书与"上海科技教育出版社：上海教育出版社"
合作出版
ISBN 978-7-313-23600-5

Ⅰ．①疾… Ⅱ．①上… ②陆… ③方… Ⅲ．①老年病
－防治 Ⅳ．①R592

中国版本图书馆CIP数据核字(2020)第148287号

疾病早知晓

（"60岁开始读"科普教育丛书）

上海科普教育促进中心　组编

陆惠华　方宁远　主编

上海交通大学出版社　出版、发行
（上海市番禺路 951 号　邮政编码 200030）
上海盛通时代印刷有限公司印刷
开本 889×1194　1/32　印张 5
字数 87 千字
2020 年 10 月第 1 版　2024 年 11 月第 4 次印刷
ISBN 978-7-313-23600-5
定价：20.00 元

内容提要

"60岁开始读"科普教育丛书是专门为老年群体打造的实用生活百科全书。这套丛书分为"老有所能、老有所享、老有所养、老有所乐、老有所医"5个板块，

本书是"老有所医"板块——《疾病早知晓》。涵盖医、护、营养、口腔、心理学等老年人常见的疾病，选取的内容都是老年朋友及家属普遍希望得到帮助的健康医疗问题。37位专家从32个临床真实的病例出发，把这些复杂的老年疾病，用通俗易懂的语言配以形象的图片，深入浅出、层层剖析地讲道理，从而提升老年人群对常见病、多发病的认识，帮助他们做到"疾病早知晓"的"五早"——早预防、早发现、早诊断、早治疗、早康复，避免走进科学防治疾病的误区。

衷心希望本书能够帮助老年朋友排忧解难，提升自我防治管理疾病的知识与能力。本书适合60岁以上老年朋友阅读，也可供老年人群的照护者学习参考。

编 委 会

"60岁开始读"科普教育丛书

顾 问

褚君浩 薛永祺 邹世昌 张永莲 杨秉辉 袁 雯

编委会主任

倪闽景

编委会副主任

夏 瑛 郁增荣

编委会成员

（按姓氏笔画为序）

胡 俊 温 博

指 导

上海市学习型社会建设与终身教育促进委员会办公室

组 编

上海科普教育促进中心

本书编委会

主　编
陆惠华　方宁远

副主编
金　贤　孟　超　顾卓伟

特别策划
郑　青　许　淼

学术秘书
袁　婷

编　委
（按姓氏拼音为序）

卞正乾	蔡华杰	蔡敏慧	陈　杰	陈　谊	董宇启
方宁远	顾卓伟	韩晓凤	胡耀敏	金　贤	鞠　强
刘宝林	刘建平	吕坚伟	吕良敬	马　雄	马　越
孟　超	秦　慧	盛　净	宋安琪	陶　晨	万燕萍
王理伟	王绮夏	王祖承	张敏芳	张晓红	张　瑛
		郑　青	朱理安		

本书绘图
上海韵豪商务咨询有限公司

序

党的十九大报告中指出：办好终身教育，加快建设学习型社会。这是推动全民科学素质持续提升的重要手段，对于实现中国梦有着重大意义。为全面贯彻落实党的十九大报告精神与《全民科学素质行动计划纲要实施方案（2016—2020年）》的具体要求，近年来，上海市终身教育工作以习近平新时代中国特色社会主义思想为指导、以人民利益为中心、以"构建服务全民终身学习的教育体系"为发展纲要，稳步推进"五位一体"与"四个全面"总体布局。在具体实施过程中，围绕全民教育的公益性、普惠性、便捷性，充分调动社会各类资源参与全民素质教育工作，进一步实现习近平总书记提出的"学有所成、学有所为、学有所乐"指导方针，引导民众在知识的海洋里尽情踏浪追梦，切实增强全民的责任感、荣誉感、幸福感和获得感。

随着我国人口老龄化态势的加速，如何进一步提高中老年市民的科学文化素养，尤其是如何通过学习科普知识提升老年朋友的生活质量，把科普教育作为提高城市文明程度、促进人的终身发展的方式，已成为广大老年教育工作者和科普教育工作者共同关注的课题。为此，上海市学习型社会建设与终身教育促进委员会办公室组织开展了一系列中老年科普教育活动，并由此催生了由上海科普教育促进中心组织编写的"60 岁开始读"科普教育丛书。

"60 岁开始读"科普教育丛书是一套适宜普通市民，尤其是老年朋友阅读的科普书，其内容着眼于提高老年朋友的科学素养与健康意识。本套系列丛书现已出版至第七辑，共 5 册，分别为《居家晓护理》《饮食增康寿》《镜头看世界》《用心带孙辈》《疾病早知晓》，内容包括与老年朋友日常生活息息相关的科学知识和生活技巧。

丛书内容通俗易懂，操作性强，能够让广大老年朋友在最短的时间内掌握原理并付诸应用。我们期盼丛书不仅能够帮助广大读者朋友跟上时代步伐、了解最新科技，更自主、更独立地成为信息时代的"科技达人"，也能够帮助老年朋友树立终身学习观，通过学习拓展生命的广度、厚度与深度，为深入开展全民学习、终身学习，促进学习型社会建设，更为时代发展与社会进步贡献自己的一份力量。

前　　言

随着我国社会老龄化迅猛发展，2000 年我国与全球同步宣告进入老龄化社会（联合国的传统标准是一个地区 60 岁以上老人达到总人口的 10%，新标准是 65 岁老人占总人口结构的 7%，则该地区视为进入老龄化社会）。截至 2019 年年底，我国 60 岁及以上老年人口 2.54 亿人，占总人口的 18.1%；上海于 1979 年在全国率先进入老龄化社会，发展速度最迅猛，截至 2019 年年底，上海 60 岁及以上老年人口为 518.21 万人，占上海总人口的 35.21%，相比其他省市，老年人口的绝对数量及占比都居全国之冠。为此，有关如此庞大老年人群的保健、医疗、健康需求日益增长，成为我国面临的前所未有的挑战。上海一直在践行习近平总书记"人民至上，生命至上"的指示精神，和"人民城市人民建，人民城市为人民，打造一个有温度的城市"的重要理念。如何进一步促进老年人群身心健康，满足其保健、预防、医疗、护理和心理等需求，解决老年人的健康困惑，帮助他们切实改善生活品质，是我们医护人员必须担当的社会责任。因此，有必要尽快提高现有社会的公共服务能力，完善社会保障体系并提高保障标准，以适应迅猛发展的老龄化社会的需求，让每一位老人能安享一个健康、幸福、有温度、有尊严、有品质的晚年，更好助力创建"健康老龄化社会"，为实施《"健康中国 2030"规划纲要》做力所能及的实事，这也是撰写"60 岁开始读"老年科普读物之一《疾病早知晓》的初衷和编写者们的心愿。

《疾病早知晓》一书是在上海市学习型社会建设与终身教育促进委员会办公室的指导下，由上海科普教育促进中心组编的"60 岁开始读"科普教育丛书——"老有所医"分册。由上海交通大学医学院附属仁济医院老年病学科陆惠华、方宁远教授担任主编，联合上海交通大学医学院附属仁济医院、上海交通大学医学院附属精神卫生中心及上海交通大学医学院附属第九人民医院，共 37 位老年医疗临床经验丰富并且热衷于公益事业的临床医护专家们（其中 27 位高级专家，三位援鄂的抗"疫"英雄），用真心、真情、真诚精心策划和悉心撰写而成。

本书博采众长，内容丰富，涵盖了医、护、营养、口腔、心理学等老年病相关学科的 32 种老年人常见疾病，其中内科 12 篇、老年病科 5 篇、外科 5 篇、妇科 2 篇、神经科 2 篇、皮肤 2 篇、心理 1 篇、口腔 1 篇、营养 1 篇及护理 1 篇。这些疾病都是老年朋友及家属普遍希望得以了解的健康问题。专家们从实际生动的病例出发，把复杂的老年疾病，用通俗易懂的语言，配以形象的图片，深入浅出，抽丝剥茧，层层分析，以便读者愉快地阅读后，能知晓并领悟如何做到"老年疾病早知晓"的"五早"：早预防、早发现、早诊断、早治疗、早康复，从中得到启发和指导，避免走进科学防治疾病的误区，为老年朋友、家属及陪护者排忧解难。

老年人疾病的发生、发展、预后，与衰老、老化、增龄性失能等因素密不可分，老年人尤其 80 岁以上的高龄老人往往伴有不同程度的认知功能下降，无法及时自我发现和正确描述与疾病相关的问题。因此，老年病有着与其他年龄段疾病不同的特点：通常一人多病共存；疾病表现不典型，突发易变，并发症多；疾病相互影响；药物对疾病有影响；药物间相互影响。绝大部分老年病都可以表现为精神意识认知障碍，是人的生命周期不同年龄阶段中最复杂、最难早发现、最难早诊断、最难早治疗……也最难以恰如其分表述清楚的疾病。编者们竭尽所能，虽然经过反复斟酌，但囿于编写经验所限，难免会有不恰当之处，恳请广大读者指教为祷。

最后，全体编写者衷心祝愿老年朋友们能够洞察疾病预警，乐活健康人生！

陆惠华　方宁远

2020.06.29

目　　录

1 没有红斑，怎么会是红斑狼疮？

生活小剧场 | LIVING SCENE ▽

　　张阿姨今年65岁，以前身体一直很好，每天和社区老姐妹们跳跳广场舞、参加社区活动，生活有滋有味。但从去年夏天起，张阿姨突然变得没精打采、有气无力，开始以为是年纪大了，没太重视，后来一称体重掉了五六斤，吓得老伴急忙陪着她去看病。常规体检一套做下来，除了有点高血压，其他常见病都没有，更没查到肿瘤的迹象，张阿姨总算松了一口气，但总觉得哪里不对劲。最近她又隐隐感觉肌肉疼痛、双手僵硬、活动不自在，社区医生就建议她到综合医院风湿免疫科去查查。张阿姨于是来到了风湿科，经过仔细检查后医生告诉张阿姨："您这是得了系统性红斑狼疮，需要长期药物治疗。"张阿姨大吃一惊："啊？红斑？什么狼疮？听起来好吓人啊！我全身没长一个红斑啊，怎么会是什么红斑狼疮呀？还要长期吃药？还要吃激素！听说吃激素会长胖、副作用多得不得了呀？"

　　也许大家都和张阿姨一样，有一连串的疑问，那么我们就跟张阿姨一起，听听风湿科医生的解释吧。

系统性红斑狼疮是怎么一回事呢?

系统性红斑狼疮(systemic lupus erythematosus,以下简称SLE)是一种自身免疫病,好发于15～40岁的女性,超过50岁的初发SLE称为晚发性SLE。以往认为老年人群中SLE初发者较少见,但随着社会人口老龄化程度加重,老年人群SLE的患病率逐年增加,占到新增患者总数的6.8%～18%。老年SLE患者的病情与中青年人相比,存在较多差异,常常是该有的表现没有,不该有的表现却有,也就是通常说的"不典型"(比如没有红斑),因此容易被忽视、误诊及误治(见图1-1)。

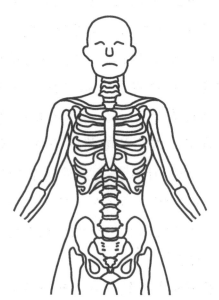

图1-1 系统性红斑狼疮可累及人体多个器官

老年人在什么情况下要考虑 SLE？

从疾病名称来看，皮肤红斑是 SLE 的常见表现，但老年 SLE 最初的表现可能仅仅是体重下降、精神差，对周围事物不感兴趣，肌肉酸痛等。由于表现不典型，很大一部分老年 SLE 患者并不能在看一两次医生后就能明确得了红斑狼疮，常常走了很多弯路后才弄明白。像上述体重下降、精神差等不典型表现，非专科医生也常常难以区别。多数老年 SLE 患者是在进行了必要检查排除其他疾病后才得以确诊。总的来说，老年 SLE 患者有一些共同特点：起病时无明显不适，症状不典型。最初只有体重下降、肌肉酸痛，可能还有性格变化，比如对亲戚朋友态度变得冷淡，以后可能会逐渐影响心、肺、肾等器官功能，并出现关节肿痛和皮肤红斑等症状。所以老年朋友一旦出现这些情况，一定要加以重视，及时去看医生，要知道老年 SLE 患者的死亡率高于年轻患者的主要原因就是诊断延误。

治疗红斑狼疮要用激素药物，但听说激素的不良反应很多，可以不使用激素吗？

很多人可能像张阿姨一样，听说吃了激素会变胖、变丑，还会导致骨质疏松，因而对激素产生恐惧心理，这样的心态使患者对 SLE 的治疗产生一些误区。比如：

（1）拒绝使用激素药物。很多朋友对激素的不良反应存在畏惧心理，坚决不用激素。其实很多情况下，激素治疗对 SLE 是不可缺少的，盲目拒绝激素反而会耽误病情。虽然激素的确会带来一些不良反应，比如容易感染、骨质疏松，但是使用恰当剂量的激素，遵照医嘱增减药量，并且对药物不良反应进行充分预防，就完全不必惧怕使用激素。

（2）用药不规律，随意减停药。SLE 是一种自身免疫性疾病，需要长期用药阻止疾病进展。而随意减药、停药不但不会减少不良反应，反而会引起疾病复发、恶化等不良后果。

（3）听信江湖游医的偏方、秘方，服用非正规药物。很多朋友听说某些偏方能代替激素，甚至可以根除疾病，不惜花大价钱买这些非正规药物。在这里提醒广大朋友，千万要不得！SLE 是一个终身疾病。目前，一旦发病，无法根除、治愈。另外，这些偏方、秘方绝大多数是没有"国药准字号"的非正规药物，成分不明，很可能暗含大量激素，初期使用可能效果显著，但长期用药会带来不可估量的不良反应，损害肝、肾功能，最重要的是会延误病情。

因此再次提醒大家，切勿盲目拒绝激素、随意减停激素，或者轻信江湖游医的祖传偏方可以代替激素治疗（见图 1-2）。

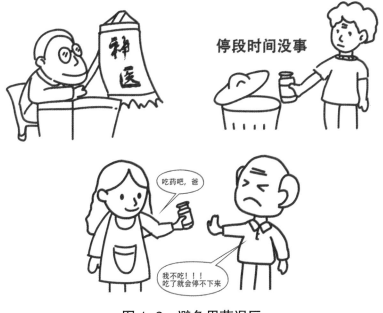

停段时间没事

吃药吧，爸

我不吃！！！
吃了就会停不下来

图 1-2　避免用药误区

经过上述解释，想必大家和张阿姨一样，对 SLE 已有所了解，明白了红斑狼疮不一定会出现皮肤红斑。因此当出现多种不典型的情况难以诊断时，记得要去风湿科排查 SLE，以免贻误病情。张阿姨根据医生处方开始服用药物，一个月后，感觉症状都消失了，精神头又回来了，又可以继续参加老姐妹们的社区活动啦。

（王苏丽　吕良敬）

2 类风湿因子高，就一定是类风湿关节炎吗？

生活小剧场 | LIVING SCENE

　　风湿科一开诊，就迎来了风风火火的李大爷："医生！你快帮帮我，我得了'类风关'（类风湿关节炎）！"说罢把手里的体检报告单摊在医生面前："你看，我这个类风湿因子是阳性啊！这可怎么办啊？隔壁邻居都说，这个'类风关'可是不死的癌症啊！"医生扶他坐在诊室的椅子上，开始询问："老先生您今年多大了？""68了，老啰，不中用了。""谁告诉您得的是类风湿关节炎呢？""那还用说，我类风湿因子都阳性了，这些年又经常关节痛……"李大爷一股脑儿把困扰自己已久的情况都告诉了医生。

　　原来，李大爷5年前就开始出现双侧膝关节痛的毛病，上下楼梯、阴雨天都会加重，最近发作越来越频繁，他一直很担心。上周社区组织体检，拿到报告的李大爷看到自己类风湿因子增高就吓坏了，心想不得了了，得了风湿病以后肯定要残疾了。听完李大爷的话，医生马上安慰道："老先生，您别着急，您知道什么是类风湿因子吗？要知道关节痛、类风湿因子阳性不一定就是类风湿关节炎哦！我们需要进一步检查才能确定。"

医生随后分析了李大爷的情况，做了必要的检查，包括类风关相关的抗体检测、拍摄关节片子，最终确定李大爷没有得类风湿关节炎，而是老年骨关节退行性病变。

类风湿因子阳性，伴有关节痛，为什么不一定是类风湿关节炎呢？

类风湿因子是人体内的一种针对自身组织、器官的抗体的名字，最常见于类风湿关节炎患者，所以得名。类风湿因子增高、关节痛常见于类风湿关节炎，但是一些其他疾病也会引起类风湿因子高，主要有以下三类：①影响机体免疫系统的，比如我们常听说的系统性红斑狼疮、肌炎、血管炎以及以干眼症为表现的干燥综合征等；②有些慢性炎症病变，如慢性肝炎、肝硬化、慢性支气管炎等；③慢性感染性疾病，如结核、梅毒、某些肿瘤……在超过 60 岁的老年人中，有 15%～50% 的类风湿因子显示阳性，这些老年人常常会有骨关节炎，或多关节疼痛，但与类风湿关节炎肿痛的关节是不同的。类风湿关节炎关节疼痛的特点是对称性小关节肿痛，往往是双手小关节、腕关节等特定部位，较少单纯发生在膝关节等大关节。类风湿关节炎的 X 线片常常看到关节周围组织肿胀、骨质疏松等。所以说，类风湿因子增高并不一定是类风湿关节炎（见图 2-1）。

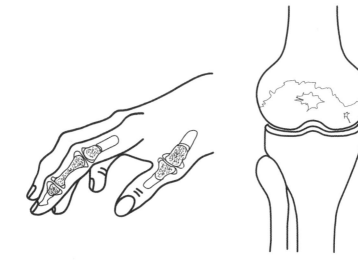

类风湿关节炎手关节病变　　　骨关节炎膝关节病变

图 2-1　类风湿关节炎和骨关节炎的关节病变

类风湿关节炎与老年骨关节炎有什么区别呢？

仔细分析李大爷的情况可以知道，他是双膝关节、左肩关节这种大关节疼痛，不完全对称，从没出现过红肿，而且膝关节 X 线片上显示的是骨质增生，这些是老年退行性骨关节炎的表现，而非令他闻之色变的"类风关"。老年人的骨关节炎主要是因为关节退化、软骨磨损引起的，因此需要服用一些营养软骨的药物，并且注意关节休息，减少登山、爬楼等运动。如果伴随明显的关节痛，可配合使用非甾体抗炎药，不需要像类风湿关节炎那样使用免疫抑制剂治疗。

听说"类风关"是不死的"癌症"！这是真的吗？

回答当然是否定的！即使得了类风湿关节炎，也并非无药可治。在科技手段日新月异的今天，类风湿关节炎早已成为一种可控可治的疾病，目前已有很多药物可供选择。只要早发现、早诊断、积极配合治疗，不随便加药、减药或停药，定时、定量吃药，定期复诊，绝大多数患者的病情可以得到控制，并且可以长期稳定，基本不会出现关节畸形、残疾等不良情况。所以，即使得了"类风关"也大可不必惊慌。及早就医，积极配合医生治疗，"类风关"并不可怕！

最后，还是要告诉大家，像李大爷这样的关节痛、类风湿因子高，不一定就是类风湿关节炎，别惊慌！别恐惧！类风湿关节炎也不是不死的癌！有困惑，请到风湿病专科来请医生为您排忧解难！

（王苏丽 朱理安）

3 一颗差点"要了命"的止泻药

生活小剧场 | LIVING SCENE

大年夜，子女携孙辈齐聚65岁的王阿婆家，王阿婆也早早地准备了一桌子鸡鸭鱼肉，尽享天伦之乐。年夜饭后，还剩下了大半桌子的菜，王阿婆没舍得倒掉，随后几天跟老伴儿每顿热上一两个菜，倒也吃得有滋有味。年初五，王阿婆照样吃的是之前的剩菜，谁知到了半夜，就觉得肚子里咕噜咕噜响，坐到马桶上就"一泻千里"，一晚上爬起来五六次，刚从马桶上站起来又马上感觉要拉。到了下半夜，好像有点发烧了。老伴一看不好，赶快把家里的宝贝药箱拿出来，找到了一粒止泻药，当即就叫王阿婆吃下。不到一小时，王阿婆拉肚子总算止住了，昏昏沉沉睡去。次日一早，王阿婆被一阵恶心和腹痛惊醒，转头就是"哇"的一口，吐了一地的苦酸水，里面还有昨天吃的剩菜剩饭；肚皮也胀得不得了，坐上马桶半天也崩不出一个屁来，小便也只有一点点。老伴赶紧叫来儿子将王阿婆送到急诊。

医生详细问了病情，做了检查后，诊断王阿婆得了"急性胃肠炎、脓毒血症、急性肾损伤"。病情严重，需紧急收住重症监护室。经过 20 多天救治，王阿婆总算是捡回一条老命。

"奇怪了！"老伴问医生，"不就是'吃坏肚皮'了吗，怎么还会要命呢？"

医生的回答让老伴悔得肠子都青了。原来病情加重的罪魁祸首竟是半夜那粒止泻药：盐酸洛哌丁胺胶囊，它还有个大家所熟知的名字是"易蒙停"。

"吃坏肚皮"是咋回事？

每天我们的胃肠道要分泌7～8升的各类液体，小肠和大肠则负责把它们几乎全部重吸收进血液中，只留下了大约100ml的液体随粪便排出。这时候，我们的粪便一般为柔软的长条形。

腹泻俗称"拉肚子"，是急诊常见的毛病之一（见图3-1），可以大致分为感染性（发炎的）腹泻和非感染性（不发炎的）腹泻。我们所吃的食物中多多少少含有各种各样的细菌，常见引起急性感染性腹泻的细菌包括沙门菌、大肠埃希菌等。当我们吃了含有这些细菌的食物后，细菌便进入了我们的肠道；但是，人体自有一套应付的方法，那就是想尽一切办法把这些菌给杀灭并排出去，这个时候就表现为"拉肚

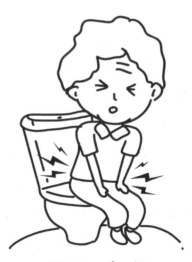

图3-1 腹 泻

子"——大便次数增多，大便变稀或者水样，以减少对人体的伤害。

"吃坏肚皮"该怎么正确处理呢？

首先，腹泻（拉肚子），我们就让它拉呗。如果仅是腹泻，一定要及时补充水分和盐、糖等必要的物质，千万不要滴水不进。可以口服温糖盐水：温开水中加白砂糖和食盐，以不甜不咸为度即可，慢慢饮用。有条件的话可以购买补液盐冲饮，饮水量以小便正常即可。一旦合并出现发热、恶心、呕吐时，一定要去医院看急诊，一般情况下经过简单的检查和治疗很快就能治愈。

腹泻后，自己可以吃"止泻药"吗？

止泻药，尤其是"易蒙停"这类药物，它的止泻作用实在太强，就像把打开闸的自来水龙头突然关上一样。吃了以后，肠道的蠕动可能被完全抑制，肠道的自我保护机制便不再发挥作用。短时间内看似腹泻停了或次数明显减少了，殊不知细菌正在肠道里大量繁殖；分泌的毒素被肠道吸收，引起肠胀气，最终可能导致危及生命的"中毒性巨结肠""脓毒血症"。这种情况若不紧急抢救，就会出现生命危险。所以，腹泻后，千万不要自作主张吃止泻药。请一定把"易蒙停"从您的家庭常备药箱中剔除掉。

腹泻后应该怎样进食？

在腹泻控制住后，老年人一般会有 1～2 周的胃肠道功能紊乱时期。这期间胃口不佳，有时候会出现腹胀、大便不规律等。一周内，建议吃一些蒸或煮的清淡食物，适量饮水；服用益生菌；原则上忌奶制品、豆制品、油腻食物，这类食物会加重胃肠道负担，可能导致恢复期时间延长。

现在就腹泻小结一下，请读出声：

拉肚子，不要怕，温糖盐水少不了；

拉多少，喝多少，不拉干净不会好；

有发热，伴呕吐，穿起衣服医院跑；

止泻药，不乱吃，乱吃小命要不保；

恢复期，不要作，管住嘴巴最重要；

有腹泻？有便秘？肠道紊乱两周好。

经此一劫，王阿婆总算想明白了：为了区区几块钱的剩菜，反而多花了一大笔钱，还差点把命搭进去。王阿婆老伴也明白了，"吃坏肚皮"的时候千万不能盲目止泻。老年朋友们一定要改变生活观念，不吃剩饭菜，出现腹泻要科学对待。

（陈　杰）

4 富贵病脂肪肝并没有你想象的那么"温柔"

生活小剧场 | LIVING SCENE ▽

老朱退休快10年了，每天在家喝喝小酒看看电视，胖胖的"将军肚"总给人一种慈祥的亲近感。但最近他总是觉得右边肚子隐隐作痛，原来喜欢吃的红烧肉、酱肘子也没了胃口，连帮老伴做家务的力气也没有了。在女儿的一再坚持下，老朱终于同意上医院查查。万万没想到B超医生说已经肝硬化了，更可怕的是还发现肝脏里有一个"团块"，怀疑是肝癌！要不要去开刀？成功率有多大？会不会拖累老伴和女儿？老朱陷入了巨大的恐慌之中。在等待手术的日子里，老朱不断问自己：40多岁单位体检时就发现有脂肪肝了，觉得就是肝脏"胖"一点，是很多人都有的小问题，到底是什么时候变成肝硬化和肝癌的呢？如果加以重视，退休后每年去体检，是不是就能早一点发现了呢？

你可能想不到，脂肪肝竟然可能发展成肝癌！

很多人像老朱一样，压根儿不认为脂肪肝是个病。

虽然脂肪肝进展比较缓慢，但如果像老朱这样不重视、不治疗，就会变成脂肪性肝炎，最终走上肝硬化、肝癌的"不归路"。

这些年，随着社会和经济快速发展，人们生活水平也大大提高。饮食习惯和生活方式也在不断改变，如喜爱油炸类食物，爱喝可乐、奶茶等高热量含糖饮料，开车代步，缺乏运动等，都能导致脂肪肝的发生。在我国脂肪肝的检出率已高达 20% 以上。雪上加霜的是，在脂肪肝人群中，肥胖、糖尿病、高血压、高血脂和冠心病犹如"难兄难弟"，常常结伴而行，给身体健康带来极大的隐患！最新研究结果表明，脂肪肝患者的预期寿命比健康人群短，死因主要是恶性肿瘤、心血管疾病和肝硬化。脂肪肝患者如果本身就有肝病基础，比如病毒性肝炎（乙肝、丙肝等）、酒精性肝病、自身免疫性肝病等，多种肝病并存会加快肝脏损害的速度，危害更大，后果更严重！多数情况下，超声检查可发现脂肪肝，但 B 超报告只能作为肝脏的评估依据之一。医生还要结合患者的肝功能、血糖、血脂等指标来综合判断其严重程度。

有没有办法不让脂肪肝变成肝癌？我们的回答是"有的！"

脂肪肝可以通过戒酒、规律运动和调整饮食来获得改善。单纯性脂肪肝是一个可逆的过程，及早发现和有效干预就有希望使肝脏恢复正常的功能。有些老年人无法坚持做到"少吃多动"，想轻松一些，靠吃药来逆转，可以吗？这里必须强调一点，药物治疗并不能完全替代生活方式的干预！现在国际学术界对药物治疗脂肪肝的作用仍存在争议，是药三分毒，并不推荐一定要使用药物来治疗。另外，电视购物、微商等渠道经常会宣传、销售所谓对脂肪肝、"三高"人群有特效的保健品或中成药，但绝大部分成分不明、疗效存疑，若盲目服用，极有可能引发肝、肾功能损害。

怎么才能控制住脂肪肝呢？"管住嘴，迈开腿"是关键！

"管住嘴"：尤其是肥肉、动物内脏以及油炸食品一定不要吃。推荐日常烹饪使用植物油，并以蒸煮方式为主。一日三餐"七分饱"即可。可适当增加蔬菜、水果、坚果的摄入量。有些老年人喜欢"煲汤"，认为只喝汤不吃汤里的肉，就可以保持身材。但荤汤的汤汤水水中有大量的脂肪和嘌呤，也会造成肝脏脂肪堆积和尿酸升高，不利于健康。老年男性平时喜欢喝喝"小老酒"，酒精对肝细胞而言也是"百害而无一利"，任何酒类都会增加肝脏负担，加速肝硬化与肝癌的发生。

"迈开腿"：很多脂肪肝患者都喜欢饭后"葛优躺"，一定要改掉这个坏习惯。合理的运动有助于促进脂肪代谢。运动疗法有许多种类，其中比较适合脂肪肝治疗的是有氧训练。对于老年患者来说，宜采取运动强度不大、心率变化较小的运动，比如快步走、慢跑（见图4-1）、跳操（见图4-2）、游泳、骑自行车等。要消除多余脂肪，每次的有氧运动时间必须达半小时以上，在此之前主要消耗的是糖类而不是脂肪。运动频率取决于运动强度和

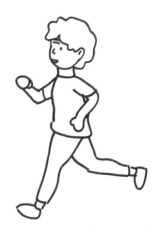

图 4-1　老年脂肪肝患者适合的有氧训练：慢跑

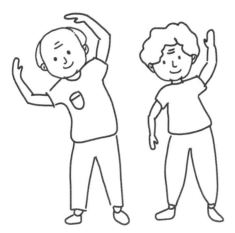

图 4-2　老年脂肪肝患者适合的有氧训练：跳操

每次运动持续的时间，每周5次左右比较适宜。

"管住嘴，迈开腿"需要长期坚持，切忌"三天打鱼，两天晒网"。

最后，建议患脂肪肝的老年朋友们正确对待这个看似"温柔"、实则"伤肝没商量"的富贵病，在医生的指导下循序渐进、持之以恒地科学治疗。

（王绮夏　马　雄）

5　幽门螺杆菌阳性怎么办？

生活小剧场 | LIVING SCENE

消化科门诊，76岁的张大爷在女儿的陪同下来看病。他拿出一张胃镜报告："医生啊，我本来没啥不舒服，女儿非要我体检去做个胃肠镜，真是不做不知道，一做吓一跳，胃镜报告上写着幽门螺杆菌阳性。我怎么会有这个细菌的呀？严不严重？怎么办啊？"

医生仔细看了胃镜报告，诊断：慢性萎缩性胃炎；萎缩、肠化（＋＋）；快速尿素酶检测显示幽门螺杆菌（Hp）阳性（＋）。医生详细询问了老人的病情，做了必要的体格检查。张大爷说原来胃与肠子没啥毛病，就是有高血压、糖尿病都十多年了，一直没有规律地吃降压药和降糖药。医生仔细翻看了张大爷的其他体检报告，发现肾功能中肌酐值比正常值稍高，再仔细一问，大爷的血糖近几年控制得也不大好，经常有波动，肾脏功能似乎也越来越差；又问了张大爷家里有没有亲戚得胃癌的，老人说好像没听说过。

医生考虑后给出结论："老先生暂时不需要杀这个胃里的细菌。"女儿不放心地问："医生，我上网查过了，这个幽门螺杆菌好像蛮吓人的，据说还跟胃癌有点关系，不治疗要紧伐？"医生耐心地解释："不用太担心这个细菌的影响，现在老先生要想办法控制好血压、血糖，不让肾脏的功能进一步变坏才是最重要的。"

幽门螺杆菌究竟是个什么细菌？与胃有何关系？

幽门螺杆菌（Hp）感染是人类最常见的慢性感染之一，人是其唯一的传染源，可以定居在人的胃黏膜上并生长、繁殖，引起胃黏膜发炎（见图5-1）。因此，Hp是慢性胃炎、消化性溃疡、胃癌的主要致病因素之一，世界卫生组织将其明确列为人类 I 类致癌原。由于这种细菌可以彻底去除，所以 Hp 是消化性溃疡、胃癌既重要又可控的危险因素，只要尽量预防、早发现、早治疗，就可以明显降低其危险程度。目前，我国人群 Hp 感染率高达 40% ~ 60%（100 人中有 40 ~ 60 人 Hp 阳性），主动筛查所有 Hp 阳性者并进行治疗并不现实，且根除 Hp 的获益个体差异很大。因此，2017 年发布的《第五次全国幽门螺杆菌感染处理共识报告》中提出：现阶段 Hp 根除仍然需要指征，以便主动对获益较大的个体进行 Hp 检测和治疗。在共识意见中，明确指出必须接受根除治疗的对象只有两类：消化性溃疡患者和胃黏膜相关淋巴组织淋巴瘤患者。

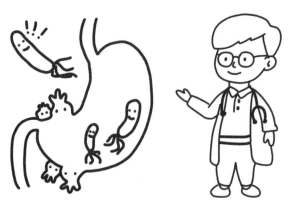

幽门螺杆菌阳性怎么办？

图 5-1　幽门螺杆菌定植于人的胃内

老年人 Hp 感染是否一定要杀菌？为什么要让张大爷与 Hp 和平共处？

一方面，老年人通常患有多种慢性病，需要吃多种药物，如他汀类降脂药、抗血小板药物氯吡格雷等，更容易发生药物相互"打仗"。老年人重要器官的功能随年龄增大也自然逐渐衰退，各种慢性基础疾病需要长期吃药，导致器官功能损害更严重。如张大爷就因为长期的糖尿病、高血压，加上平时控制不稳定，已经导致肾脏功能有点不好了。他对 Hp 根除药物的耐受性差，一不小心就容易发生药物不良反应，比如肾功能衰竭，这可是要命的。另外，公认根除 Hp 来预防胃癌的最佳时机是在胃黏膜萎缩出现前，所以对年轻人更有意义。像张大爷这样已发生胃黏膜萎缩的人，即使根除 Hp 后也难以改变目前胃黏膜的状态，希望通过根除来预防胃癌的潜在获益大大降低。所以对于每一位老年 Hp 患者，医生都要个体化处理，如果确实需要根除治疗，也一定要找有经验的医生，采用合理的方案提高首次治疗根除率，降低不良反应的发生风险。

另一方面，张大爷原本并无消化性溃疡等毛病，家族也没有胃癌等高危因素，所以没有根除 Hp 的必要。更何况他已经发生胃黏膜萎缩了，预防性根除治疗获益不明显。此外，他还有高血压、糖尿病，平时吃的药够多了，现在已经出现肾功能异常，如果杀菌需用四种药物联合治疗 2 周，药物不良反应的风险明显增加，根据他目前的情况权衡利弊，并无必要进行根除 Hp 治疗。

幽门螺杆菌不根治，会不会传染给亲人？

这也是很多人关心的问题。Hp 感染者的粪便、口腔、唾液与牙垢中可能会存在 Hp，且 Hp 的主要传播途径为粪-口和口-口传播。例如饮用和食用受 Hp 污染的水和食物；与 Hp 感染者密切接触；大人咀嚼食物后喂饲小孩和共用餐具等传统不良习惯均可造成交叉感染（见图 5-2），这也是我国 Hp 感染率较高的可能原因之一。但只要在日常生活中养成良好的卫生习惯，做到餐前、

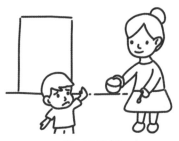

口-口传播
（通过唾液从母亲至儿童传播）

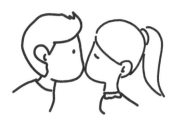

口-口传播
（通过唾液在情侣间传播）

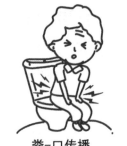

粪-口传播
（通过粪便污染水源传播）

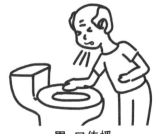

胃-口传播
（通过胃食管反流或呕吐物传播）

图 5-2　幽门螺杆菌的传播途径

便后洗手；在家里也尽量实行分餐制，不要交叉使用餐具；不要用口嚼食物喂食幼儿；在外聚餐时鼓励使用公筷等，这都可以有效预防 Hp 的传播。

张大爷和女儿听了医生的话，放心了不少，也明白了该怎么做。医生再三叮嘱，对张大爷来说，控制好糖尿病、高血压，远比治疗 Hp 来得重要。

（郑 青）

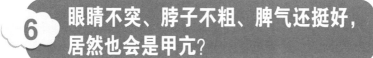

6 眼睛不突、脖子不粗、脾气还挺好，居然也会是甲亢?

生活小剧场 | LIVING SCENE

陈阿姨迎来乔迁之喜，街坊邻居前来祝贺，攀谈中陈阿姨抱怨道：最近因为装修操劳过度，开始频繁拉肚子，胃口也不好，人消瘦了许多，去社区医院开了调节肠胃的药物吃了也没有见好。"消瘦可要当心啊，得去大医院好好查查""是啊，听说之前老张也是因为瘦得厉害，后来发现是糖尿病""还要当心坏毛病啊，之前老林一个月暴瘦了 10 斤，结果被查出了肠癌！"……邻居们你一言我一语，陈阿姨越听越紧张，赶紧到三级医院内分泌科做了全面检查。医生通过仔细地询问病情、详尽地体格检查，并结合化验报告，给出了结论——陈阿姨得了甲亢！

陈阿姨傻眼了，心想我又没有像报纸上写的那样"眼睛突、脖子粗、脾气暴躁"，怎么会得了甲亢呢？！

老年甲亢患者的症状更隐匿

甲状腺形似蝴蝶，长在颈前中部。体积虽小，但功能可不小，它能合成、储藏和释放一种叫甲状腺激素的物质。甲状腺激素非常重要，是人体的基础激素，在全身各处发挥调节新陈代谢的作用，就像人体的火炉，是人体健康的活力之源。

甲状腺分泌功能过强叫甲状腺功能亢进症，简称"甲亢"，正是由于甲状腺合成和释放过多的甲状腺激素，造成机体代谢亢进和交感神经兴奋，患者就常会出现以下症状：老是感觉饿、没力气、消瘦、拉肚子、心慌、焦虑、脾气暴躁，年轻女同志可能有月经不调、不孕，相貌上还可能有甲状腺肿大和最具特征的"突眼"，医学称之为"甲亢面容"，医生一看就会想到这是"甲亢"。但毛病的表现可不一定完全按照书本上讲的对号入座，大部分甲亢患者的症状并不这么典型，尤其老年甲亢患者的症状更加隐匿，非常具有迷惑性，容易延误诊治（见图 6-1）。

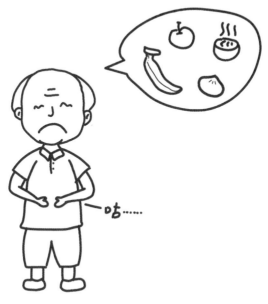

图 6-1　甲亢典型临床表现

老年人得了甲亢，典型的症状比如胃口特别好、易暴躁、突眼和甲状腺肿的情况常常不明显，反而容易像陈阿姨那样以拉肚子、消瘦为主要表现，易被误诊为消化道疾病或肿瘤。正因为老年甲亢患者的兴奋状态并不明显，反而常表现为神志淡漠、容易瞌睡和闷闷不乐的状态，所以又称为"淡漠型甲亢"。还需要指出，由于老年人多合并慢性病，比如糖尿病、高血压、冠心病等，甲亢的发生又会造成这些疾病控制不佳，治疗效果不理想。所以如果老年人发现自己近期血糖、血压控制较差，又出现类似陈阿姨的那些症状，一定要当心，可能是甲亢找上了门。

得了"淡漠型甲亢"，治疗有什么需要特别注意的吗？

（1）积极配合医生，定期抽血检查，切忌闷头吃药不复查，以免造成严重后果。

老年甲亢患者首选药物治疗，而药物剂量的调整、不良反应的监测都需要定期抽血化验。现实中常会看到很多患者因为怕麻烦，该复查时不复查，造成严重的药物性甲减或肝功能损伤、白细胞减少，存在很大风险。

（2）遵从医生指导，切忌随意停药。

甲亢是个顽固的疾病，平均治疗周期 1.5～2.0 年，有时指标看似好转，但如果随意停药，仍然容易复发，需要内分泌专科医生结合患者病史、甲状腺相关指标、生活情况等综合判断，能否停药还是医生说了算，千万不要因为怕长期吃药而随意停药，导致之前的治疗都前功尽弃。

得了甲亢，平时生活饮食上需要注意什么？

（1）补充足够的能量、蛋白质、维生素。

得了甲亢，身体处于高消耗状态，食欲增加、排便次数增多，又有消瘦、睡眠欠佳等，需要保证充足的营养。老年人宜少食多餐，选用清淡、易消化的烹调方法，避免加重胃肠道的负担，河鲜、瘦肉、蛋和乳制品都是很好的选择，同时需要保证每天摄入充足的新鲜蔬果。

（2）严格避免含碘量高的食物。

碘是合成甲状腺激素的重要原料，因此平时饮食中要注意忌碘，以减少甲状腺激素的分泌，减轻对身体器官、系统的损害。忌海产品，如海带（干、鲜）、紫菜等海藻类；海鱼、虾；各类贝壳；加碘盐；加工腌制品如肉肠、腌制酱菜等；各种加盐的食品如蜜饯、盐焗干果等（见表6-1）。

（3）重要的事情说三遍：戒烟！戒烟！戒烟！

由于吸烟会延缓甲亢的缓解，加重甲状腺眼病的程度，因此严格戒烟很重要。

（4）其他还应注意的事项。

少量多餐，切不可暴饮暴食。忌辛辣刺激食物，忌咖啡、浓茶等兴奋性饮料，戒酒。十字花科食物如卷心菜、西兰花、萝卜，只要不过量摄入（每日少于1 000g），甲亢患者仍可以正常食用。

注意适当运动锻炼，可以调节免疫力，放松心情，对甲亢的缓解也有一定的帮助。

表 6-1 甲亢患者饮食注意事项

避免食用		适量食用		随意食用	
食物类别	含碘量 (μg/100g)	食物类别	含碘量 (μg/100g)	食物类别	含碘量 (μg/100g)
藻类		**蛋类**		**蔬菜**	
海带（干）	36 240	鸡蛋	22.5	山药	3.6
海草	15 982	**谷类及制品**		青葱	3.5
紫菜（干）	4 323	糙米（有机）	14.5	生菜	3.4
螺旋藻	3 830	**海鱼**		芹菜	1.3
海苔	2 427	罗非鱼	9.1	胡萝卜	1.2
虾蟹贝类		海鲈鱼	7.9	番茄	0.7
虾米	983	鲳鱼	7.7	蒜薹	0.6

（续表）

避免食用		适量食用		随意食用	
食物类别	含碘量(μg/100g)	食物类别	含碘量(μg/100g)	食物类别	含碘量(μg/100g)
虾蟹贝类		**海鱼**		**菌类**	
虾皮	373	黄花鱼（小）	5.8	银耳	3
鲍鱼	102	巴鱼（鲅鱼）	3.5	香菇	2.1
贻贝	91.4			蘑菇	1.3
牡蛎	66	**蔬菜**		**谷类及制品**	
海鱼		茴香	12.4	荞麦面	6.8
带鱼	40.8	**坚果**		燕麦米	3.9
鳕鱼	36.9	核桃	10.4	小米	1.6
多宝鱼	33.4	松子仁	12.3	大米	1.4
		开心果	10.3	红薯	0.5

（续表）

避免食用		适量食用		随意食用	
食物类别	含碘量(μg/100g)	食物类别	含碘量(μg/100g)	食物类别	含碘量(μg/100g)
蛋类		**菌类**		**畜肉类及制品**	
鹌鹑蛋	233	木耳	10.1	牛肉（瘦）	4.1
鹅蛋	59.7	**奶及奶制品**		羊肉（瘦）	2.9
鸭蛋	34.2	酸奶	35.4	猪肉（瘦）	1.9
加工类食品		舒化奶	32.4	**禽肉类及制品**	
广式小香肠	91.6			鸡腿肉	4.5
火腿肠	46.2			鸭肉	3
肉松	37.7			**奶及奶制品**	
生姜粉	133.5			牛奶（消毒）	1.9
强力碘面	276.5			酸奶（饮品）	0.9

总的来说，对于老年"淡漠型甲亢"，需要及时发现隐匿的症状，以获得早期诊断，避免延误病情。而一旦明确诊断，治疗同普通甲亢，只要在医生指导下正规治疗，大部分患者的病情都可以得到良好的控制。

（住院医师 胡耀敏）

 7 晨练晕倒，一定是"脑梗"吗？警惕杀手"低血糖"

生活小剧场 | LIVING SCENE

68岁的王大爷和陈大爷是多年的晨练搭档，这天清晨王大爷眼看约定时间已到，急忙中来不及吃早餐就赶去公园了。两人一边慢跑一边聊天，才跑了没几分钟，王大爷忽然瘫软在地，晕了过去！陈大爷一看形势不对，立刻高声呼喊："快来人呀！王大爷脑梗了！快叫救护车！"在小区众人的帮助下，王大爷被"120"火速送往医院。一周后出院的王大爷登门感谢众街坊，陈大爷看他精神不错，欣慰道："老王，你这次脑梗恢复得不错呀！"王大爷听罢笑道："我并不是脑梗，而是糖尿病低血糖，幸亏大家及时送我去急诊，才抢回了我这条老命！""什么？我没听错吧？你不是得糖尿病好多年了吗？怎么还会低血糖呢？"

老年糖尿病患者发生低血糖的表现变化多端，容易与心脑血管疾病混淆，也经常被患者及家属忽视，甚至连医生也被误导，耽误救治。持续性的严重低血糖还会引起意识丧失，造成永久性的神经损伤，甚至死亡。

糖尿病患者出现哪些情况要警惕有低血糖的可能呢？

（1）常见表现为饥饿感、心慌、出冷汗、发抖、视物模糊、头痛头晕、焦虑不安、四肢无力等。

（2）老年糖尿病患者如果合并心脏病、糖尿病神经病变等疾病，当出现心慌、头晕头痛、视物模糊等症状时，也容易被患者自己忽略。

（3）当血糖下降到一定程度，就会发生无预兆症状的低血糖昏迷。

王大爷一大早空腹晨练，感觉肚子饿、四肢无力、微微头晕，这些情况就是低血糖的早期预警信号，但他没及时停下来吃点东西，还想硬挺，反而错过了最佳的自救时机，很快发生了低血糖昏迷。这惊险一幕让我们了解了糖尿病患者发生低血糖的预警信号！明白了低血糖昏迷是老年人需要警惕的"杀手"！

老年糖尿病患者发生了低血糖昏迷，该怎么紧急处理呢？

有低血糖预警信号的应即刻处理：患有糖尿病的王大爷在感觉到肚子饿、四肢无力、微微头晕时，应及时告知同行的陈大爷，立即就近躺平，设法通知家属或呼叫其他人请求帮助。

老年糖尿病患者按理在晨练或外出前应吃早餐，并随身携带一些含糖食物，如糖果、饼干等。最好随身带白砂糖包，紧急时可撕开包装直接食用，白砂糖溶解吸收起效快，方便携带。在这里特别提醒：不要认为巧克力能量高，不同配方的巧克力含糖量不稳定，黑巧克力起不了快速升高血糖的作用。

记住口诀："双15"（见图7-1）。15g 糖，15 分钟，

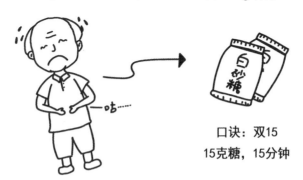

口诀：双15
15克糖，15分钟

图 7-1　低血糖"双 15"口诀

通常可解决问题，一般就是白砂糖包 2 ~ 3 包。如果身边没有吃的，可以用乳酸菌饮料、果汁、可乐等代替，一般 150 ~ 200ml 就可以。不要一次性吃太多，否则容易造成血糖大起大落，影响血糖控制，还会引发其他并发症。

王大爷错失自救的时机，发展到低血糖昏迷时，作为同伴，首先不能惊慌，在患者昏迷不醒时，不可强行喂食，以免发生呛咳甚至窒息等，造成进一步的伤害，最好立即呼叫 120 送急诊（见图 7-2）。

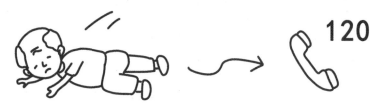

低血糖昏迷，身边人立即呼叫 120 送急诊

图 7-2　低血糖昏迷紧急处理办法

给老年糖尿病患者的友情提示：

（1）有条件的患者可以测个手指血糖并记录，在门诊调整降糖药物时，供医生参考。

（2）情况缓解稳定后，也不可掉以轻心，如果离吃饭还有 1 小时以上，可以吃 4 片饼干、1 个鸡蛋，或 200ml 牛奶充饥，避免再次发生低血糖。

发生低血糖吃过糖包就没事了吗？

答案当然是否定的。发生低血糖事件后，我们还要关心一下患者有没有胸闷、口角歪斜、一侧肢体无力、说话"大舌头"等症状，因为低血糖往往容易诱发心脑血管疾病，小心"祸不单行"！

糖尿病低血糖的发生可以预防吗？

答案是肯定的。糖尿病患者要预防低血糖发生，需要做到以下几点，以减少发生低血糖的风险。

（1）定时、定量进餐。

（2）根据医生的嘱托定时、定量、正确吃药，不可随意增减药物。

（3）积极学习糖尿病自我管理的知识，了解糖尿病低血糖的危险因素。

（4）注意运动安全，不空腹做运动，选取中等强度的运动方式，如散步、打太极拳较为适合，大量运动前可以吃 3~4 片饼干补充。

（5）定期监测血糖，了解自己血糖的高低变化。

除此之外，老年糖尿病患者尤其合并心脑血管疾病者还需要注意以下几点。

（1）根据自己的状况跟医生一起制订个体化血糖控制目标。

（2）出行时随身携带急救卡（注明自己是糖尿病患者，目前使用的糖尿病药物和剂量），一旦发生严重低血糖事件，周围人可以尽快获取信息，方便救治。

（3）患者如果出现反复低血糖现象，或有过严重低血糖事件发生，要及时就医，调整降糖药物方案。

（4）定期监测血糖，门诊复查。

（5）酒精与糖尿病药物共同作用，容易诱发低血糖，因此戒酒也不可忽视。

老年糖尿病患者想提高晚年生活质量，应该与医生结成密切的"合作伙伴"，积极参与到自己的血糖管理中来。

（吴蓓瑞　胡耀敏）

8 能干温婉的妈妈为什么变成这样了？

生活小剧场 | LIVING SCENE

罗女士今年68岁，退休前是一名小学校长，特级教师，原本非常能干，性格温婉。刚退休那几年，她养花种草，含饴弄孙，也乐意去社区活动室讲讲课或拉拉家常，生活过得有滋有味。近3年来，罗女士的记忆力大不如以前，总是丢三落四，记不得门卡、钥匙放哪了；同一个问题经常反复问好几次，备课变得非常吃力；连做家务都经常出错，烧菜时会反复放盐、几次把锅底烧焦。尤其是近半年来，她更是变得疑神疑鬼，指责钟点工阿姨偷拿她的钱，怀疑老伴有外遇，动不动为此吵闹，甚至惊动居委会。

妈妈到底怎么啦？罗女士的女儿决定陪她去看医生。医生详细问了情况，做了一系列检查，最后考虑她得了"阿尔茨海默病"，也就是通常说的"老年性痴呆"。

女儿想不通，为什么能干温婉的妈妈变成这样了？

老年性痴呆实际上是一种与老化相关的慢性退行性疾病。上面所提到的罗女士的一系列状况就是这个疾病的主要表现，医学上称为认知功能下降、精神行为异常、日常独立生活能力下降。病情缓慢发展，直至无法自理。由于起病比较隐蔽，最初表现各式各样，发展又慢，往往一开始容易被家人忽视。

有哪些信号需警惕可能是早期老年性痴呆？

确定一个人是否得了老年性痴呆并不是件容易事。如果发现以下这些变化，要警惕可能是老年性痴呆的早期信号：①记忆力减退。尤其是近事遗忘突出，也就是对刚发生的事记不住，但能记得多年前的事情。比如罗女士前说后忘，丢三落四，但对当年评到特级教师的具体经过却讲得头头是道。②计算能力下降。比如买菜找零等最简单的加减法也算不清。③定向力障碍。记不清日期，分不清上午下午，记不起亲友名字、年龄，出门迷路，等等。④学习能力下降。尽管有些老人还能做原本熟悉的工作，但不愿意接受新事物或学不会新技能，如不愿意换新手机，换了也学不会新功能。⑤情绪改变。容易紧张，总担心不好的事情发生，惶恐不安，原本开朗的人变得萎靡不振，不愿与人交往，对以前的爱好不再感兴趣。⑥性格改变。敏感多疑，胆小固执，猜疑子女不孝，还有像罗女士那样怀疑老伴与别人有染，钟点工偷拿她的钱等。⑦精神行为异常。总怀疑别人说自己坏话，绘声绘色地讲述根本就没有发生的事情。喜怒无常，任性自私，甚至与儿孙们斤斤计较。⑧主动性丧失。变得懒散，不再在意个人卫生、仪表，做事情没有主动性、目的性等。

"妈妈的记忆力减退已经好几年了，我们还一直认为她是因为年纪大了容易健忘。"罗女士的女儿又懊恼又着急。

妈妈现在怎么办？有没有治疗老年性痴呆的好方法呢？

按医生的吩咐定时服药当然重要，但到目前为止，并没有什么特效药能起到"逆天"的效果。控制血管危险因素，如健康饮食，戒烟酒；控制好血压、血糖、血脂、体重，增加体育锻炼；培养各种兴趣爱好，多与人接触交往；等等。随着老人年龄增长，纠正视力和听力障碍也很重要。这些措施有可能减少老年痴呆发生以及延缓疾病的进展。

妈妈都这样了，家属还需要具体做些什么？

医生建议，在日常生活中，子女要尽量多陪伴，儿孙们常回家看看，同桌吃吃饭，讲讲笑话，创造良好的家庭氛围。平时训练老人多动脑，如外出时提醒她认路；购物时让她计算价格；回家后归置所买物品；记流水账。给老人布置一些记忆训练的任务，耐心帮助她学习新鲜事物，尝试新的兴趣爱好，等等，有意激发老人的动脑热情，避免大脑"生锈"。另外，多鼓励老人完成力所能及的事情，如打扫、洗衣等简单家务，不要大包大揽，让她体会到自身价值及被需要的感觉。还有一点特别要提醒家属，老人外出一定要有人陪伴，随身佩带定位手环，以免迷路走失！中国人口福利基金会曾发起"黄手环行动"，就是一项很好的关爱痴呆老人的公益活动（见图8-1）。

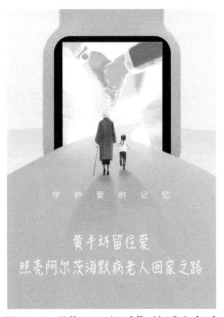

图8-1 "黄手环行动"关爱老年人

总之，尽管目前并没有有效逆转的药物，但应积极预防，乐观面对，多动身体多动脑，可以让"老年性痴呆"来得更晚一点，发展得更慢一点。

（张 瑛）

9 "小中风"大麻烦，大意轻视要不得

生活小剧场 | LIVING SCENE

　　家住浦东的老赵一周内两次突发右手无力、持物跌落，右脚随之发软，差点跌倒，几分钟后就缓解，未引起重视。第三次发作持续半小时还不见好转，反而右上肢更抬不起来了，走路需要老伴搀扶。老赵自感情况不妙，赶紧让老伴打电话通知儿子从浦西赶来送他上医院。医生根据老赵的情况以及头颅 CT 等检查结果，诊断脑梗死。经积极治疗后病情好转稳定。但遗憾的是，半年过去了，老赵恢复得并不理想，右手不灵活，走路拖步，生活大为不便。

"小中风"竟然是脑梗死的预警信号?

　　"小中风"，学名叫作短暂性脑缺血发作（TIA），发作时脑血管并没有完全被血栓堵塞，只是短暂性脑血管缺血，因此症状也不像脑梗死那么严重。通常表现为一过性肢体麻木、无力、活动不灵活、口齿不清，或者头晕、走路不稳、视物模糊等症状。一般突然发作仅持续几分钟就消失，极易被患者忽视。

脑梗死俗称"中风"，又称缺血性脑卒中，是一种很危险的疾病，老年人群高发。由于脑卒中发病率、死亡率、致残率、复发率都高，所以医学界把它同冠心病、癌症并列为严重威胁人类健康的三大疾病。在我国，每年有150万人死于脑卒中。目前，脑卒中已超过恶性肿瘤成为第一位死亡原因，也是导致成年人残疾的首要病因。

医生告诉老赵，他前面几次都是小中风发作，如果及时来院治疗，他的脑梗死就有可能避免了。殊不知小中风是脑梗死的预警信号，1/5的小中风患者在90天内会发生脑梗死。而发生小中风后积极治疗可以使80%的人避免小中风再发或者发生脑梗死。所以，对于小中风万万大意不得，因为重不重视的结局大不相同。

如果血管已经完全堵塞，发生了脑梗死，有没有特效治疗方法呢？

目前医学界公认治疗脑梗死最有效的方法，就是在发病后3~4.5小时内静脉溶栓治疗，尽快将闭塞的血管打通，溶栓越及时，治疗效果越好。要知道，当脑部血流中断，每分钟就有190万个脑细胞死亡，早一分钟开通闭塞血管，就能挽救大量脑细胞，保护脑功能。尽早溶栓，患者很可能会重新站起来，但如果不及时送医，就有可能造成终身瘫痪。老赵待第三次发作且病情加重后才意识到大事不妙，等儿子赶过去再送医院，耽误了非常宝贵的救治时间，错过了可能溶栓的机会，十分可惜。

怎样才能尽快识别发生了"中风"呢？

为了帮助民众早期识别"中风"，中国卒中学会总结了卒中"120"口诀，从脸部、手臂和语言的变化进行判断："1"看一张脸，面对镜子微笑，观察口角是否对称；"2"两只胳膊平举，观察是否有单侧肢体无力；"0"聆听语言，简单与患者交流，观察是否存在言语不清、表达困难或不能理解别人讲话的情况。若有这些突发症状，千万不要持观望态度，紧急拨打120急救电话，以最快速度将患者送往有卒中救治能力的医院。"言语含糊嘴角歪，胳膊不抬奔医院！"这句顺口溜（见图9-1），更是

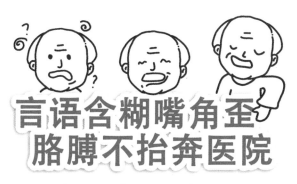

图 9-1　中　风　口　诀

言简意赅，易懂易记，和卒中"120"目的一样，都是提醒大家识别早期症状，争分夺秒就医！时间就是生命！

对于中风，再有效的治疗也不如预防！

（1）改变不良的生活习惯，低盐、低脂饮食，戒烟酒，适量运动，避免情绪激动、过度劳累等容易诱发中风的情况，定期体检，及早发现高血压、糖尿病、心脏病、高血脂等增加中风发病危险的疾病并及时治疗，都是重要的预防措施。对于已经发生小中风和中风的患者，中风复发的可能性大大增加，除了改变不良生活习惯和控制危险因素外，还应在医生指导下合理应用抗血栓和他汀等预防药物。

（2）那么，是否需要每年定期输液？有没有预防中风的保健品？其实，定期输液或者应用保健品来预防中风都是认识上的误区。使用活血化瘀药物并不能疏通血管，不恰当的输液还会增加过敏、输液反应等风险。保健品的安全性未接受科学评价，有确切疗效的往往不是保健品。所以大家千万不能盲目从众乱输液、乱服保健品，要在医生的指导下进行科学规范防治。

（张　瑛）

10 肾脏的"甜蜜杀手"

生活小剧场 | LIVING SCENE

　　王阿婆今年75岁，十余年前诊断为糖尿病。因吃东西随便，又不坚持定时、定量用药，所以血糖一直没有得到很好控制。两年前，她出现双下肢水肿，小便泡沫增多，血压升高，未特别在意。

　　一个月前，王阿婆觉得恶心、头晕，连饭都吃不下，去看病后发现小便中有大量蛋白。医生告诉王阿婆，她得了糖尿病肾病，而且肾（俗称"腰子"）功能很差。肾脏是用来排除身体里毒素和水分的重要器官，它要是不能正常工作了，身体自然就会"中毒"，出现大问题，最终发展成尿毒症。现在吃药打针都不能解决问题了，需要通过透析来排除这些毒素和过多的水分。王阿婆听后吓了一跳！这是怎么回事啊？

　　经过医生详细解释疾病原因、怎么做透析及透析后效果，王阿婆接受了3次血液透析，恶心、头晕停止了，胃口也慢慢好起来了。像王阿婆这样的疾病发展情况并不少见，令人遗憾的是部分老年人忽略了肾脏发出的"求救信号"，从而失去了早期治疗的最佳时机。

为什么老年人谈"糖"色变？

糖尿病会引起一系列并发症，例如糖尿病引发的心肌病、糖尿病足造成的"老烂脚"、糖尿病视网膜病变导致的失明等。而在诸多并发症中，糖尿病引发的肾脏疾病是最容易被忽视的。糖尿病又称为肾脏沉默的"甜蜜杀手"，是引起尿毒症的元凶。早期症状隐蔽，常不容易被察觉。目前我国糖尿病患者总数约4 000万，约40%最终可发展成糖尿病肾病。老年人的肾脏比较脆弱和敏感，更容易发生肾损害。如果早期未及时发现并接受正规治疗，会逐渐进展到尿毒症，只能靠透析来维持生命。因此，对于糖尿病肾病，老年糖友需要有一双明察秋毫的眼睛。

为什么糖尿病会造成王阿婆的肾脏病严重到需要透析？

首先，高血糖是糖尿病肾病的最主要原因，血糖控制水平与糖尿病肾病的发展有着密切的关系。像王阿婆这种平常不注意控制血糖的糖尿病患者，最终都会引起肾脏微血管病变和硬化。其次，高血压在糖尿病肾病的发生过程中起着关键作用。高血压和肾脏病是一对"难兄难弟"，高血压可能引起肾脏病，肾脏病也可以导致高血压，血压控制不佳会明显促进肾功能恶化。最后，糖尿病患者普遍存在高血脂，这也会进一步加快肾脏硬化的速度。当 90% 以上的肾脏无法正常工作时，就没法满足身体排泄毒素和水分的要求，过多的毒素会严重影响各个器官系统的正常功能，水分积聚在全身引发心功能不全，这时就需要透析来替代人体的肾脏功能（见图 10-1）。

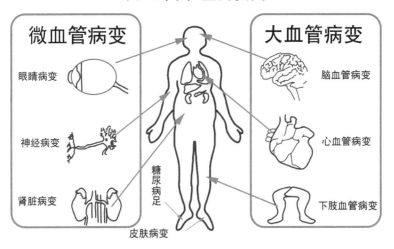

图 10-1　糖尿病慢性并发症

王阿婆的肾脏是否早就发出了"求救信号"？

肾脏没有像心脏般跳动的状态，也不像胃会因吃得过饱而有胀痛的感觉。它任劳任怨，受到伤害时常常是无声的，等到出现症状时再就诊，肾功能可能已丧失一大半。像王阿婆出现的双下肢水肿、小便泡沫增多、血压升高等情况，就是肾脏在发出"求救信号"，但她还麻痹大意，直到发展成尿毒症，实在撑不住了，才去医院。所以老年糖尿病患者要经常自己观察眼皮、面部以及下肢是否存在水肿。如果感觉眼皮肿胀，原本合适的鞋子突然发紧了，往往是身体内水分过多的表现。尿液的颜色是肾脏的"晴雨表"，当它呈浓茶色、洗肉水样、酱油色或浑浊如淘米水时，都要警惕肾脏问题；当尿液中有泡沫时，尤其是细小不易消失的泡沫时，说明尿液中排泄的蛋白较多，需进一步检查排除蛋白尿。老年人新发高血压或者高血压突然变得不容易控制时，往往也是肾脏疾病的征兆，因此经常测量血压十分必要（见图 10-2）。

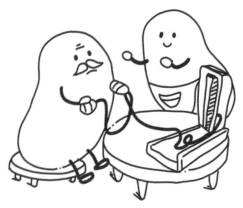

图 10-2　常测血压很重要

如何判断肾脏正遭遇"甜蜜杀手"的伤害？

糖尿病肾病发生早期，常常没有明显不舒服的表现，因此我们需要做几个简单的检查来帮助判断。①查尿液。尿液是肾脏疾病最敏感、最重要的"窗口"，其中最早出现的化验异常是尿微量白蛋白升高。有些老年朋友看到尿常规中蛋白是阴性的，忽略了微量的蛋白尿的出现，以为糖尿病没有伤害到肾脏，因此错过了早期治疗的最佳时机。②查血液。肾功能异常虽然要到疾病中期才开始出现，但仍是一个关键指标。③查超声。肾脏大小及内部构造的变化对于疾病严重程度的估计非常有意义。

这三项检查简便、易行、价廉，能够帮助我们初步判断肾脏的健康状况，建议老年糖尿病患者每年至少做2次。若有异常，则提示存在糖尿病肾病可能，需要进行更为细致的检查，并进行针对性治疗，才能避免肾脏受到"甜蜜杀手"的伤害。

（张敏芳）

11 骨痛竟然是血液病！

生活小剧场 | LIVING SCENE ▽

　　血液科门诊，一脸愁容的 70 岁曾大爷一手扶腰，一瘸一拐地走进诊室（见图 11-1）。"医生，我最近感冒，咳嗽咳得腰背疼，骨科医生给我做了个腰椎核磁共振，说让我再来看一下血液科，我就是有点骨质疏松，血里没毛病，为什么还要看血液科啊？"

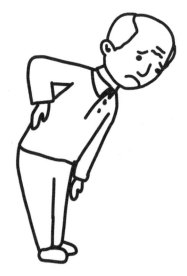

图 11-1　一脸愁容的曾大爷

曾大爷的腰椎核磁共振报告写着："骨质疏松，腰1～3、腰5～6椎体有较新的不同程度压缩，腰椎退行性改变；双侧多发肋骨骨折后改变。"血液科韩医生看到这个报告立即重视起来，意识到问题可能不简单。随后又详细询问了曾大爷的病情，发现他最近三四个月身体一直不太好，经常感冒、咳嗽，吃了药也老不见好，咳得腰背部疼，稍做点家务就感觉特别累。曾大爷认为可能与老年骨质疏松有关，便没有太在意，还听隔壁王阿姨的建议吃了钙片，但腰背痛并没有好转，一周前打太极拳时突然腰痛加剧，无法动弹，立即去看急诊。骨科医生看了腰椎磁共振报告后建议他到血液科排除一下血液系统的疾病，这才来到了血液科。

给曾大爷做了血液、骨髓穿刺等检查后，韩医生告诉曾大爷，他的确得了血液科的病，叫多发性骨髓瘤，这也是许多老年人骨痛、骨折的元凶。

曾大爷做梦也没想到，自己一直等闲视之的"老年病"，竟然是多发性骨髓瘤。据医生详细解释，这是一种好发于中老年人的血液系统恶性肿瘤。震惊之余，不由庆幸自己就诊及时，得到了及时确诊和治疗。

老年人骨痛有很多原因，常见以下几种：①退行性变，如骨质疏松症、骨质增生、椎间盘突出；②损伤所致；③类风湿性关节炎；④肋软骨炎；⑤骨结核；⑥肿瘤相关，如骨癌、实体瘤骨转移、多发性骨髓瘤等。所以不是说一有骨痛就是得骨髓瘤了，也不是说老年骨痛都是骨质疏松，而是提醒老人家引起重视，这可能是多种疾病中某个疾病的警报，必须及时看病，查个究竟，明确到底得了什么病。

多发性骨髓瘤与淋巴瘤、急性白血病是血液科常见的3种恶性肿瘤，其中多发性骨髓瘤多见于中老年，每10万人里有1～2个发病，随着人口老龄化，发病率有逐年上升趋势。发病年龄多为60岁以上，目前真正的发病原因还没明确。多发性骨髓瘤是由于"骨髓瘤细胞"发生恶性增生而产生的疾病（见图11-2），患者常常出现贫血，验血时还可能发现白细胞和血小板减少，当骨髓瘤细胞侵犯骨头后，就会造成骨头破坏而发生骨痛。

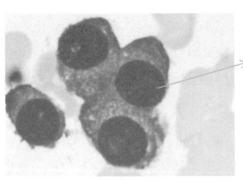

骨髓瘤细胞

图11-2　骨髓涂片：骨髓瘤细胞

此外，这种骨髓瘤细胞可以分泌一种 M 蛋白，会对身体各脏器造成很大的损害，其中对肾脏的损害最为明显。

老年人出现哪些情况要警惕多发性骨髓瘤呢？

（1）骨痛。这是最常见的表现，往往也是最早的表现，约 2/3 的患者是因骨痛而看医生的。骨痛的特点是好发于椎体、骨盆、肋骨、颅骨、肩胛骨等，以腰骶部尤为常见，往往不是单一部位，而是多部位骨痛，或开始是一处骨痛，逐渐地变为多处骨痛。曾大爷就是因为骨痛来看病的。

（2）各种感染。患者因正常的免疫球蛋白减少，常发生反复感染，如上呼吸道感染、肺炎或尿路感染等。曾大爷就是发生了上呼吸道感染。

（3）小便变化。多发性骨髓瘤损害肾脏最常见的表现是蛋白尿，往往会发现尿里泡沫增多。晚期可发展为慢性肾功能不全或尿毒症。

（4）其他。有贫血、出血、高钙血症，还可能有感觉异常、麻木等神经系统表现。曾大爷做家务后感觉特别累很可能就是因为贫血。

正因为多发性骨髓瘤表现形式多样，患者往往一开始并不会想到去血液科看病，导致多走弯路。有些患者因尿里泡沫增多去看肾脏科或中医科，被误诊为肾病，长期服用保肾药物，得不到有效治疗，使病情进展至晚期或发展为尿毒症。有些患者因呼吸道或泌尿道感染给予单纯抗感染治疗，没有积极寻找发病的根源而误诊。有些患者因为贫血吃了很多补血药，没有及时去血液科看病也会导致病情延误。还有些患者因骨痛或腰腿痛不予重视，或由于扭伤、骨折没有得到及时的诊断和治疗使病情加重。更有甚者，因骨痛而接受某些物理治疗如按摩、推拿等，往往会加重骨痛，严重的还会导致截瘫。

在多发性骨髓瘤诊断和治疗过程中还要纠正一些误区！

（1）害怕抽骨髓。骨髓检查在多发性骨髓瘤的诊断中可是必不可少的重要环节哦。骨髓穿刺充其量只是一个小手术，不必恐惧。

（2）认为吃不消化疗而拒绝治疗。事实上现在很多新药的不良反应都是能耐受的，即使出现了不良反应也是可以通过调整剂量来克服。

（3）认为治疗费用昂贵而放弃治疗。事实上目前大部分新药均已经进入医保，如果有医保也不能承受，还可以选择价格低廉的药物，部分患者也可以控制病情，改善生活质量，延长生命。

因此，老年朋友如果出现骨痛一定不能忽视，尤其是出现了不能解释的骨痛，或骨痛伴有其他不适时，应尽早来血液科咨询医生，以免贻误病情。多发性骨髓瘤虽然是恶性肿瘤，但是目前有很多治疗手段，早期治疗效果较好，部分患者是可以治愈的。

（韩晓凤）

12 警惕"夺命"的感冒

生活小剧场 | LIVING SCENE

74岁的老赵怎么也没想到，一场在他眼里无足轻重的感冒竟让他住进了医院的心内科重症监护室，躺在床上，吸着氧气，挂着盐水，甚至还让家属签了病危通知单！

老赵到底怎么啦？故事要从两周前说起，老赵受凉后出现了鼻塞、流涕、咽痛，稍微有点发热，自己吃了点"日夜百服宁"，体温也就下来了。老赵自感身子骨还不错，也没有高血压、糖尿病等毛病，感冒嘛，小事情！就继续锻炼身体，每天长跑。两天前，老赵开始出现心慌、胸闷，眼前一阵发黑，老伴着急了，陪他到医院心内科看病。没想到，医生一问病史、测了血压、听了心肺音，做了心电图，抽血检查后，医生说是感冒后的急性病毒性心肌炎，需要马上住院治疗。

住院后，监护室的护士再三叮嘱老赵躺在床上，尽量少动，更不能下床，心脏病无小事。老赵觉得护士有点大惊小怪，又觉得自己一个大男人，在床上大小便真不好意思。有一次，趁护士没注意，就偷偷溜进了厕所，没想到在如厕过程中，老赵一头栽倒在地。听到声响后，医护人员立即赶到，虽然竭尽全力抢救，却仍然无力回天。一场小小的感冒，就这样夺走了既往身体健康的老赵的生命，他的夫人和儿子一时难以接受，经主管医生认真细致地分析，他们了解了病情紧急凶险发展的前因后果后，也为老赵缺乏医学知识、不理会医护人员的告诫而后悔不已。

什么是感冒？

感冒，又称"伤风"、急性鼻炎或上呼吸道感染，是一种常见的急性上呼吸道病毒性感染性疾病。多由各种不同的病毒引起，患者可以有鼻塞、喷嚏、流涕、发热、咳嗽、头痛等症状（见图12-1）。冬、春季节多发，有一定的传染性。感冒得病不分年龄、性别、职业和地区，免疫力低的人容易患病，尤其是婴幼儿、老年人、肿瘤患者、免疫缺陷患者等。

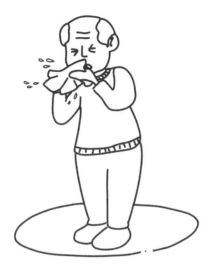

图 12-1　感冒打喷嚏

感冒和流感一样吗？

感冒需要和流行性感冒鉴别，流行性感冒简称"流感"，是流感病毒引起的急性呼吸系统传染病。在很多人的观念中，经常把普通感冒和流感混为一谈，其实两者的区别还是很大的。流感起病急，头痛、高热、乏力、全身肌肉酸痛等症状明显，而鼻塞、流涕等呼吸道症状轻微，传染性强。甲型流感（简称"甲流"）常引起大流行，病情重，有一定死亡率，乙型和丙型流感引起流行和散发，病情相对较轻。所以说，如果出现持续高热、头痛、乏力等全身症状明显，而呼吸道症状轻微，或者伴有胃肠道症状，同时又是流感高发季节，就要及时去医院就诊了，千万不要"小病拖出大问题"。

得了感冒危险吗?

感冒有一定的自限性，一般 5 ~ 7 天可自行痊愈，所以大部分人都不用担心会有后遗症。如果有并发症会导致病程迁延。感冒的并发症有中耳炎、急性鼻窦炎、化脓性咽炎、气管－支气管炎、风湿热、肾小球肾炎和心肌炎等。如果感冒迁延不愈，或者在病程中出现了耳鸣、听力下降、咳嗽加重、黄痰、胸闷、气短、头痛明显、血尿、泡沫尿等情况，需要及时就诊，请求医生帮助。

感冒的并发症中最危险的就是病毒性心肌炎。在引起感冒的病毒中，有些存在破坏心肌的特性，比如柯萨奇病毒，这些病毒会在感冒后 2 周左右影响心肌，可以是局限性的，也可以是弥漫性的心肌损害。比较轻的症状有乏力、胸闷、心慌、气短，有些患者可以直接出现心力衰竭、恶性心律失常，甚至心源性猝死。感冒后需要好好休息，如果仍保持原有的体育活动，感冒不愈，发生病毒性心肌炎的概率约为 5%。老赵就是出现了胸闷、眼前发黑等表现，医生根据他的感冒病史，结合心电图和实验室检查，诊断为病毒性心肌炎。医生特别重视，让他住进监护室，并卧床休息，但老赵却忽视了医生的话，结果导致恶性心律失常后的心源性猝死（见图 12-2）。

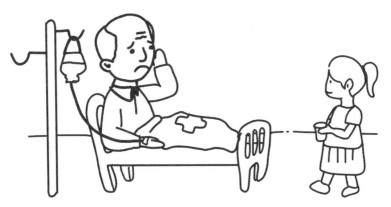

图 12-2　感冒引发病毒性心肌炎

得了感冒该怎么办呢？

感冒的治疗一般以对症为主，注意休息、戒烟、多饮水，保持室内通风和预防继发细菌感染。如有发热，可以用一些解热镇痛药；有咳嗽，可以用一些咳嗽药水；鼻塞流涕明显，可以用伪麻黄碱减轻鼻部充血等；也可以用一些中药治疗，缩短病程。

对于老年人来说，随着年龄的增大，抵抗力差，天气变化或交叉感染时更加容易感冒，而且发病症状不明显或不典型，缺乏特异性，往往不被重视，造成病情延误。同时，老年人容易合并很多基础疾病，比如糖尿病、高血压、心脏病、慢性阻塞性肺病等，很多脏器功能处于衰竭边缘，这类患者感冒时容易诱发心力衰竭或呼吸衰竭，危及生命。在治疗上除了治疗感冒外，还需要同时治疗使感冒加重的基础疾病，而老年人的心、肺、肝、肾功能又需要在药物选择时兼顾到，治疗有一定的困难。

感冒能预防吗？

感冒的关键在于预防。平时加强锻炼、增强体质、改善营养、饮食生活规律、避免受凉和过度劳累。家人或周围人有感冒的，应避免密切接触，室内空气流通，年老体弱者外出在人多处应戴口罩，回家及时洗手（见图12-3）。

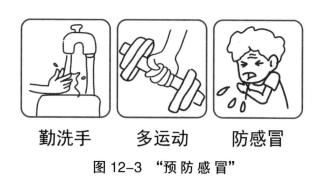

勤洗手　　　多运动　　　防感冒

图12-3 "预防感冒"

（秦　慧）

13 岁数大了，血压高一点没关系吗?

生活小剧场 │ LIVING SCENE ▽

　　老王70岁，身体硬朗，退休后过着悠闲的日子。今天社区里来了义诊队，他也去凑热闹，量了个血压，160/70mmHg。老王不信，再量一次，164/70mmHg。义诊专家叮嘱老王应去社区医院检查，多量几次血压，很可能需要吃药降血压。老王听了却很不以为然："都说年纪大了，血压自然会高一点，有啥要紧? 我又没头昏脑胀的，身体棒着呢!"

　　谁知没过多久，老王就因为高血压"中风"住院，差点把命都丢了，这时他才懊悔不已。如果尽早注意控制血压，可能就不会落到这般田地了（见图13-1）。

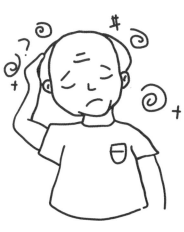

图13-1　老年人高血压头晕

　　有不少老年人也有同样的想法：岁数大了，血压高一点很正常，不用大惊小怪，更不至于长期吃药，毕竟

"是药三分毒"。其实不然，无论老年人还是年轻人，如果收缩压（俗称上压）≥ 140mmHg，舒张压（俗称下压）≥ 90mmHg，就属于高血压了，必须引起重视。

年龄大不是放松警惕的理由，老年人的高血压反而更危险！

老年人感觉较迟钝，血压高不一定有任何不舒服，有的甚至在发生卒中、心肌梗死、尿毒症等严重情况时才发现高血压。据调查，老年人收缩压升高10 ~ 12mmHg或舒张压升高5 ~ 6mmHg，脑卒中的风险就增加35% ~ 40%，冠心病的风险增加20% ~ 25%。与60岁以下的高血压者相比，同样程度的高血压，老年患者危险性显著增高。

研究证明，老年高血压患者平均降低10mmHg的收缩压和4mmHg的舒张压，脑卒中的风险就可以降低30%，严重心脏疾病降低13%。哪怕是80岁甚至90岁的老人，控制血压仍然是有益的。所以进入老年期，应该更加重视自己的血压变化，该治疗时就要坚持吃药控制血压。

通常情况下，老年高血压患者的血压要求控制在150/90mmHg以下。如果能够耐受，那么血压控制目标值应下降到140/90mmHg以下（80岁以上的老人可不做此要求）。

自己或家属测量血压，有哪些注意事项？

要把血压控制在理想水平，依靠有限几次去医院测血压远远不够，患者与家属一定要学会正确测量血压的手法，需要时可随时测量。测量血压时，以下几点必须牢记和做到（见图 13-2）。

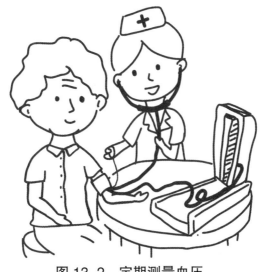

图 13-2　定期测量血压

首先，要知晓进入老年以后，血压波动会更为明显，更容易受季节、寒暖、精神因素等影响。所以，在一天中，要多测几个时间点，在季节变换（立秋、冬至等）、搬家、出现突发家庭人员变故时更要多量几次血压。

其次，需要重视"老年直立性低血压"。比如半夜起来小便，或者在沙发上坐久了突然站起来时，老人血压调节跟不上，收缩压会突然下降 15 ~ 20mmHg，这时大脑供血不足，就出现头昏、眼花甚至晕倒，如果倒下时磕到了重要部位，会发生多处骨折、脑出血等，这种情况非常危险！

最后，"单纯收缩期高血压"是老年人中很常见的一种高血压类型，它是指收缩压（上压）升高，而舒张压（下压）不高，一般低于 90mmHg，老王（160/70mmg）就是这种类型。这是老年人多有动脉硬化，大血管弹性差造成的。对于这类患者，降压治疗应强调收缩压达标，但同时中也要注意舒张压不要低于 60mmHg，否则容易出现心脏供血不足的危险。

老年人一旦发现自己血压升高，什么情况下应该去看医生呢？

（1）初次发现高血压时，应该去心内科或老年病专科门诊就诊，医生会为你评估和制定治疗方案。

（2）开始服用降压药物后，也要定期复诊，评估治疗是否达到要求，是否产生药物相关的不良反应。

（3）血压出现异常波动，或者治疗中出现任何不适时，也应及时就诊，医生会分析原因，及时给予针对性的处理，避免严重意外发生。

什么时候应该立即叫救护车？

除季节、环境和药物因素外，有时血压的突然变化是其他危重疾病的表现，有以下情况之一应立即呼叫救护车：

（1）如果血压突然升高，伴有心慌、气急，必须警惕是不是心脏出了问题。因为老年人如果发生急性心肌梗死，有37%不会出现典型的胸闷、胸痛，有时候会以气急、血压升高为主要表现。

（2）如果心脏有点不舒服，血压却突然比平时低了很多，应马上检查降压药物是否错吃、多吃。如果不是，那要当心大面积心肌梗死或其他严重急症的可能。如果还伴有脸色青紫、呼吸困难，那就要当心另外一种要命的"肺动脉栓塞"的可能！

（3）如果血压突然升高，伴有恶心呕吐、说话不利索、手脚麻木或无力，要警惕是不是有脑血管意外（卒中）的可能。

（4）如果血压突然明显升高，伴有剧烈的胸背部或腰背部疼痛，双臂血压测量值相差很大，达20mmHg以上，那要警惕一种非常危险的疾病——"主动脉夹层撕裂"。

总之，出现以上这些情况，必须立即叫救护车到大医院急诊，绝不迟疑。

（金　贤）

14　老年人跌倒要紧吗？

生活小剧场 | LIVING SCENE

　　吴爷爷今年82岁，自老伴过世后就独自居家生活，儿子请了保姆每天白天上门照顾。一天保姆敲门却怎么也敲不开，马上联系了吴爷爷的儿子，进家后发现吴爷爷躺在床边地上，能认人，也能正确回答。一问才知，吴爷爷晚上起床如厕时跌倒，跌倒前有过极短暂的眼前发黑，但大小便没拉在身上，也没有胸闷、胸痛和气急，就是自己怎么也爬不起来（见图14-1）。

　　家人赶忙把吴爷爷送到急诊。医生仔细问了跌倒的全过程，才知吴爷爷5天前已经发生过一次跌倒，但无大碍，也就没告诉家里人。医生做了全面检查，在24小时心电图检查中发现吴爷爷有严重的多源性室性早搏、室性逸搏、短阵室性心动过速。家人听着

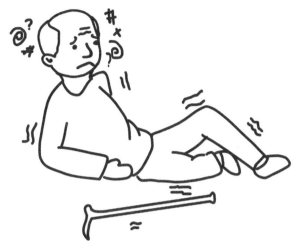

图14-1　起夜后跌倒的吴爷爷

这些专业名词有如天书一般，医生解释说这些复杂的心电图在医学上称之为"恶性心律失常"，轻者发生头晕、眼前发黑，严重的可能晕倒，甚至突然死亡！还好吴爷爷跌倒后没发生骨折，经过急救后，坚持定时、定量服用抗"心律失常"等药物，"心律失常"明显好转，再也没跌倒了。

吴爷爷只是一个普通的跌倒，怎么原因如此复杂？生活中许多人都经历过跌倒，大多数是被绊倒或滑倒引起的意外事件，但是如果没有这些外部环境因素却出现跌倒，就需要我们高度重视了。

老年人跌倒时我们首先要判断神志情况。老人跌倒后有没有叫不醒？有没有口吐白沫？有没有四肢抽搐？有没有大小便拉在身上？一旦出现这些现象，就要考虑是否有脑血管意外的发生，就是大家俗称的"中风"，这是最危及生命的。只有及时发现、及时送医才能第一时间挽救生命，减少、减轻残疾的发生。

除了判断神志情况，跌倒同时的伴随症状也很重要。比如患者有没有头晕；有没有觉得天花板转；或者感觉自己在转；有没有耳鸣；有没有恶心、呕吐。这些都与我们耳朵内的前庭功能有关，它会导致我们位置感觉的不正常，从而发生跌倒。此外，跌倒前正在做什么动作也很关键。比如起床速度过快或突然站立，在老年人中很容易引起直立性低血压导致跌倒；突然转身或扭头也会由于颈椎问题引起瞬间的动脉供血不足而引起跌倒；老年男性夜间如厕，还会因排尿性晕厥而引发跌倒。因此提醒老年朋友睡眠中起床排尿时，动作要缓慢，不要突然起立。排尿时不要过急过快，更不要用力过大。最好蹲位或用便器侧卧位排尿，可防摔碰伤。

吴爷爷跌倒前出现了眼前发黑的现象，还要考虑是否是心脏原因造成的供血不足。一次跌倒可能是偶然现象，但是反复跌倒提示可能有其他严重的问题，一定要引起我们的重视。追其根源，医生果然帮吴爷爷找到了原因。

除了上面讲的两种情况，还要问一下跌倒时间及在地上停留的时间，是白天还是夜间跌倒，跌倒后能否自己站起来。老年人常因为睡眠差，会服用一些安眠药，这个时候如果突然起身，很容易因为睡意蒙眬、站不稳而引发跌倒。而跌倒后不能很快站起，就要注意是否有跌倒引起的伤害，如挫伤、骨折。因此，老年朋友要避免服用可能引起跌倒的药物，如果一定要使用的话，尽量小剂量，防止过量及多重用药（同时服用5种或以上药物）。

吴爷爷被送往医院后并没有皮外伤，为什么无法爬起呢？这是由于老年人老化造成肌肉减少、力量减弱，医学上称为老年衰弱和肌少症，又称为老年综合征。它是老年失能的前期表现，因此应补充营养、多晒太阳；尽量少卧床，适当运动，如散步、社区蹬车健身器等，帮助肌肉强壮起来。此外，吴爷爷因为一个人生活，身边没有人可以相助也是他跌倒后无法自行站立的原因。所以吴爷爷出院后，经过老年科医生的综合评估，发现他的日常生活自理能力减退，儿子就帮吴爷爷选了一个离家近的养老院生活。那么，对于其他家中有老人的家庭，可以在床边或卫生间安装扶手，或铺设防滑地板，避免老人跌倒及跌倒后引起的骨折（见图14-2）。

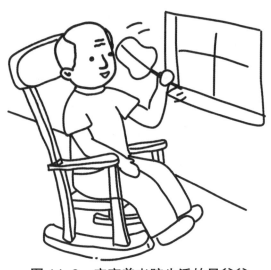

图 14-2　安享养老院生活的吴爷爷

（孟　越）

15 没有发热、咳嗽，就不会是肺炎吗?

生活小剧场 | LIVING SCENE ▽

　　李大爷近两天食欲不振，今天出现神志淡漠，家属将他送到急诊，张大夫接诊后详细询问病情并做了必要的检查，包括头颅 CT 检查和血常规、电解质还有心肌梗死指标化验等，结果发现头颅 CT 没有明显异常，但白细胞明显增高，中性粒细胞百分比 92%。

张大夫结合检查结果分析，考虑老年常见肺部感染可能性较大，再次进行肺部 CT 和尿常规等检查，结果证实是肺部感染，随即收到重症监护室进行积极抗感染等综合救治，两周后李大爷康复出院（见图 15-1）。

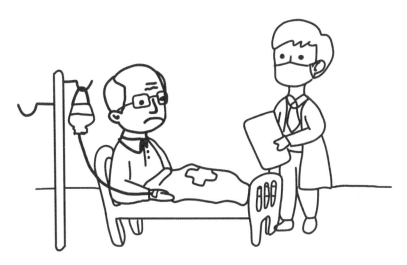

图 15-1　患老年肺炎的李大爷

警惕不典型的老年肺炎！

"肺炎"这个名词大家一定很熟悉，一旦出现了高烧、咳嗽、咳黄浓痰、胸痛、气促、痰不易咳出等症状，大家都会联想到肺炎的可能。可是，在实际生活中，有少部分老年人尤其是高龄老人，肺炎的表现极不典型，没有发热、咳嗽，尤其是高龄老人，肺炎往往被形容为"沉默的杀手""不典型的肺炎"。因此，极易被漏诊、误诊！

相关研究也发现，老年肺炎的"漏诊率"为 3.3%～61.4%；而临床诊断为肺炎但无相应病理所见的"错诊率"为 10.8%～39.3%。老年肺炎的特点有：大多无明显发热和咳痰等典型情况出现，有症状者仅占 35%；却有56% 是因呼吸加速及呼吸困难，或有意识障碍、嗜睡、脱水、食欲减退等被发现；10% 无咳嗽。

为什么李大爷的肺炎会如此不典型？

在老年人感染性疾病中，肺炎最为常见，也是造成死亡的主要原因。为什么老年肺炎会不典型呢？因为李大爷已经 88 岁高龄，这样高龄的老年人免疫功能出现了明显的衰退，并且吞咽功能减退，极容易发生吸入性肺炎。随着年龄增加，机体防御功能逐渐减退、免疫功能低下而不会出现发热；肺泡壁弹性消失、支气管纤毛退化、纤毛活动弱、咳嗽反射也明显减弱，所以出现李大爷这样的危险情况。所以要警惕，老人出现嗜睡、意识模糊、表情淡漠、呼吸急促或心动过速、体重下降、性格急性改变等情况可能是不典型肺炎征兆。

老年人肺炎症状不典型，如何才能早发现呢？

要早发现老年肺炎，家属或陪护者要提高掌握这方面知识的能力。

提高对老年人肺炎的警觉性是早期诊断的关键，若患者患病，须及时送医，医师会根据病史、体检情况全面考虑，必要时做肺部 CT 等检查，可尽早明确是否存在肺部感染。

老年人肺炎不但要"治"，更要重视"防"!

如何有效地预防老年人肺炎呢？

（1）首先要加强营养，提高机体抵抗力。适当增加优质蛋白饮食，要保证饮食均衡，营养充足。少量多餐为妥，蛋白质过多会引起消化不良。

（2）高龄老人要吃易消化或半流质食物，适量补充水分和维生素 C，但注意不要一次吃得太多。适当饮水，有利于湿化痰液，促进痰液稀释并排出。

（3）避免误吸极其重要：老人一定要坚持"吃饭时绝对不说话，说话时绝对不吃饭"的原则，家属及任何人都要养成这样的习惯。

（4）避免吸烟、过度饮酒等，谨慎食用辛辣刺激性食品，以避免加剧咳嗽。

（5）按时接种疫苗，对任何年龄段的老年人预防呼吸道感染和肺炎的发生有肯定的效果。

（6）量力而行、适当地活动锻炼，增强体质，抵御疾病的侵袭。老年人要多到室外呼吸新鲜空气，多晒太阳。

（7）保持室内空气流通，常通风换气，每日2~3次。根据气温变化随时加减衣服，注意保暖及良好的个人卫生，也是不可忽略的预防肺炎的要点。

（8）有慢性病的老年人要积极治疗基础的慢性病，同时，对长期卧床的老年患者要加强护理，经常变换体位，拍背排痰，帮助呼吸道分泌物排出，以免发生坠积性肺炎。

（9）吞咽困难者的肺炎预防：脑梗死或高龄衰弱、吞咽困难的老人绝大多数需要插鼻胃管，通过鼻胃管进食既可提供营养，又可大大减少吸入性肺炎的发生。

总之，老年人尤其高龄老人是弱者，需要特别谨慎对待。一旦出现性格改变、神志淡漠、昏迷，除了考虑脑卒中、糖尿病高渗昏迷或糖尿病酮症酸中毒等情况之外，还要知道有些肺炎是沉默的、不典型的，家属和陪护者要对此提高警惕，及时送医。

（刘建平）

16 活动后气急——意料不到的真相

生活小剧场 | LIVING SCENE ▼

　　王先生 69 岁，家住 6 楼，虽然有些"大腹便便"，但每天买菜、接送孙子上下学，上下楼好几次都"面不改色心不跳"。最近 1 个月，王先生开始有些"活动后气急"，走路稍快或上楼梯到 3 楼后就会有些气短，但停下来休息片刻后就好转了，他自己也就没当回事。直到有一天，王先生走到 3 楼时突然透不过气。他稍微停了一会儿，再咬牙坚持走到 6 楼家里，已经大汗淋漓，口唇发紫，上气不接下气了。老伴马上叫了救护车送到附近医院急诊。医生考虑"冠心病，心肌梗死可能"，需立即转三甲医院。而到了某三甲医院后，通过检查，医生告知家属，不是心肌梗死，明确是"肺动脉血栓栓塞"，情况非常危险。经过吸氧、应用抗凝药物等治疗后，病情才逐渐缓解。

　　活动后气急的元凶竟是肺动脉血栓栓塞？那么这个疾病到底是怎么回事？

　　老年人发生活动后气急，多数患者或家属都会以为是"年纪大了""心肺功能老化"，甚至有时医生也会首先考虑肺气肿、心绞痛情况，误诊、漏诊肺动脉血栓栓塞的不在少数。

那么肺动脉血栓栓塞是怎么形成的呢？王先生此次住院后，医生检查发现他两条腿上"青筋暴露"，一根根静脉血管像一条条长长的蚯蚓，而且右侧大腿比左侧明显肿胀。医生告诉王先生这叫"下肢静脉曲张"，已经相当严重了，很容易会引起深静脉血栓。后来做B超检查果然发现右下肢深静脉有血栓。这些血栓形成后，如果脱落，会随着全身血液流动到肺动脉，堵塞肺动脉，造成血流不畅，影响肺功能，出现活动后气急（见图16-1）。而王先生拖延时间过久，肺动脉堵塞情况非

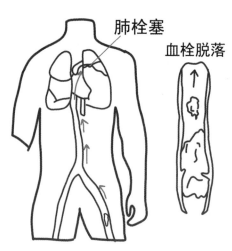

图 16-1　肺栓塞与下肢静脉血栓脱落

常严重，出现了口唇发紫、呼吸困难、大汗淋漓等严重缺氧的症状，如不及时送医救治会危及生命。

肺动脉血栓栓塞早期有哪些预警信号？

此次住院后，医生又仔细询问了王先生的病史并给他分析。原来，王先生的下肢静脉曲张已有多年了，但因为缺乏常识，从未去医院检查和治疗，这就埋下了隐患。一个半月前，他发现右侧大腿比左侧粗，此时很可能右侧下肢深静脉已经形成了血栓，血流堵塞造成下肢肿胀，但他还是没加以重视。在一个月前又出现了活动后气急，此时下肢的血栓可能已经脱落下来，堵住了肺动脉，但开始时堵塞的程度不重，休息后可缓解，这也迷惑了王先生，结果导致他错失就医良机。

由此看来，从下肢静脉曲张到右侧下肢肿胀，再到活动后气急，王先生统统没能抓住这几个预警信号，教训惨痛！

发生了肺动脉血栓栓塞怎么办？有无特效药？

王先生确诊肺动脉血栓栓塞后，由于情况紧急，严重缺氧，住进了重症监护室。医生根据他的情况制定了以抗凝药物治疗为主的方案，配合吸氧等措施，很快症状得到缓解。两周后，王先生就出院了，但仍然需要长期口服抗凝药物。医生详细告知了他服药方法和注意事项以及门诊复查时间。这次王先生乖乖地听医生的话，后来病情一直很稳定。因此，只要及时发现、及时确诊、及时治疗，大多数肺动脉血栓栓塞患者可以恢复良好。

怎样才能预防肺动脉血栓栓塞呢？

前面提到，肺动脉血栓栓塞多数是由下肢静脉血栓脱落造成的，那么预防它的"前身"——下肢静脉血栓的发生，就可以有效预防肺动脉血栓栓塞。

对王先生来说，肥胖及长期走楼梯上 6 楼都会增加下肢静脉的压力，使静脉回流受阻，从而加重静脉曲张，易发血栓。所以当务之急是减肥，有条件的话换间电梯房。

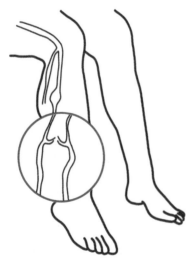

老年人如发现下肢皮肤表面布满像"蜘蛛网"一样的小血管网，则可能是早期的静脉曲张，一定要去正规医院血管外科就诊，使用药物或穿弹力袜等延缓静脉曲张进展（见图 16-2）。不要等到像王先生那样"青

图 16-2 静脉曲张好发部位

筋暴露"了再去医院，治疗难度就大了。

另外，应避免"久坐"，如在电脑前炒股票、打游戏，窝在沙发里看电视或刷手机（见图16-3），搓麻将半天时间不动等。建议每隔半个小时左右就要站起来活动，经常做双腿抬高和放下的动作，适量饮水，可预防血栓形成。

别躺着啦！

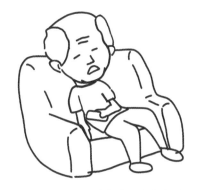

图16-3　避免躺着或久坐

（刘宝林）

17 多喝牛奶、吃钙片，骨质就不会疏松了吗？

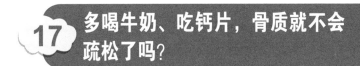

生活小剧场 | LIVING SCENE

我的高中同学小林今年43岁，最近遇到了件烦心事。上个月，她妈妈在家打扫卫生时不小心滑倒，摔了一跤，腰痛得动不了，去医院检查后发现两节腰椎压缩性骨折（见图17-1），还动了手术，家里顿时乱了套。小林想不通了，问我："骨科医生说我妈妈骨质疏松很严重，所以才会骨折的。可她平时一直在喝牛奶、吃钙片，怎么还会骨质疏松呢？而且轻轻一摔就骨折了，平时也没听她说过骨头痛啊？"

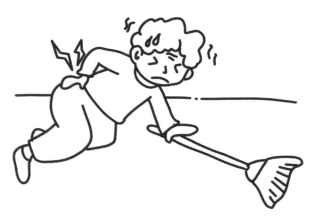

图 17-1　摔倒后腰椎骨折的小林妈妈

小林的妈妈我见过，70 出头，每次见她忙里忙外，活力满满。但现在看来，健康的外表下其实隐藏着脆弱的骨骼。

小林的这些疑问，带有普遍性。大家都理解人老了，骨骼会老化，这是自然规律嘛，补补钙就行了。那怎么就骨折了呢？

我问小林："你妈妈有没有变矮啊？"

"那当然，年龄大了，总要缩掉一点的呀！"

"人变矮，可能就是骨质疏松啊。幸亏她平时还喝牛奶吃钙片，否则这一跤后果可能更严重！但光喝牛奶、吃钙片补钙是远远不够的。"小林听我这么一说来了兴趣。

作为一名老年科医生，我治疗过很多由骨质疏松引起骨折的患者，其中60岁以上的老年人，因为骨质疏松导致的髋部骨折，一年内死亡率高达20%，存活的患者中有一半生活不能自理。而这么严重的事很多老年人并不知道！那怎样才能知道骨质疏松已经瞄上你了呢？

第一，从症状（信号）中发现

小林妈妈变矮了就是一个信号。身高比年轻时减少4厘米以上时就要注意。

出现腰背疼痛或其他部位骨痛，变动体位时加重，也是一个信号。

如果像小林妈妈一样，轻轻一摔就骨折了，更是一个强烈信号！这种骨折叫作脆性骨折，就是站着或坐着时受到很轻的外力导致出现的骨折。

以上这三个信号（变矮甚至驼背、骨痛、脆性骨折）出现时，通常意味着发生了骨质疏松。

第二，从危险因素中发现

有信号，我能警惕，那没信号怎么办呢？别急，有很多因素和骨质疏松有关，叫作危险因素。如果您有其中之一，那就要注意了。

（1）不可改变的因素，包括：①年龄大于60岁；②女性绝经后；③父母、兄弟姐妹发生过脆性骨折。

（2）可改变的因素，又称不健康的生活方式，主要有：①体力活动少；②吸烟；③过量饮酒；④常喝含咖啡因的饮料（咖啡、可乐、浓茶等）；⑤蛋白质摄入过多或不足；⑥日常饮食中缺钙和维生素D；⑦体重过轻，等等。这些因素或导致骨流失太快，或导致钙吸收减少。若蛋白质摄入过多，则会加重胃肠负担；若摄入不足，也会影响钙质吸收。因此，蛋白质摄入要适量。

（3）有些疾病（如风湿病等）和药物（如激素类药等）也会引起骨质疏松。

第三，从自我测评中发现

还有更方便的在家里上网就能自测的方法。如国际骨质疏松基金会制定的"骨质疏松症风险一分钟测试题"，包括年龄、家族史等问题。绝经后妇女还可以通过亚洲人骨质疏松自我筛查工具（OSTA），输入体重、年龄便可知风险。此外，通过在线FRAX骨折风险测评系统也可以测知骨折风险，进一步指导就医。

有了危险因素，就要去检查骨密度，其中双能 X 线吸收测定法（DXA）测出的骨密度是判定骨质疏松的金标准。

第四，防患于未然

小林听我讲解后，也测了下自己的骨密度，结果发现偏瘦的她竟然开始骨量减少了（在我意料之中，体重过轻，骨也"轻"了）。我告诉她，骨量减少是骨质疏松的前奏，需要立即补充钙和维生素 D（见图 17-2），注意防滑、防摔跤，这样可以避免一半以上的骨折发生可能，同时还要戒掉那些不良的生活习惯：每天三大杯咖啡、不爱运动、过于控制饭量、挑食……每年还要来复查一次骨密度，便还有希望恢复正常骨骼。而她的妈妈，从身高缩短开始就意味着骨质疏松已在她身上扎根，再仔细询问，发现小林外婆也曾多次骨折（母系家族史），小林妈妈还因为气管炎服用过激素（特殊药物使用史）。真是不问不知道，一问吓三跳！我告诉小林，你妈妈有这么多危险因素，早就该来查了。如果早发现、早治疗，这次骨折以及手术说不定是能避免的。喝牛奶、吃钙片很好，但还不够，小林妈妈需要专门的药物治疗，这样才能避免下一次骨折！

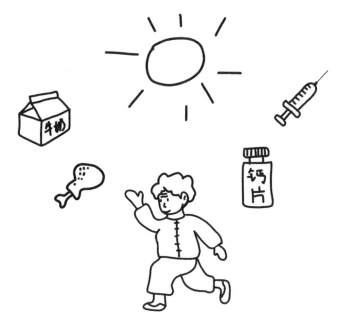

图 17-2　预防骨质疏松注意补充钙

（桑华杰）

18 莫把便血当"痔疮"

生活小剧场 | LIVING SCENE

老王今年 67 岁，一直有痔疮出血的老毛病，最近两个月大便后又出血了，刚开始还好，隔几天一次，量也不多，老王就想当然按以前的老习惯去药房买了痔疮栓。可用了快一个月了，这次效果好像没以前好，出血不但没减轻，反而每天都有了。老王这才着急了，来医院检查（见图 18-1）。

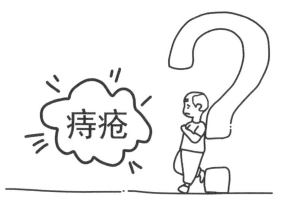

图 18-1　大便出血就是痔疮吗？

"医生，我来看一下痔疮，大家都说'十人九痔'，问题不大，但我这次用了药还是不行，所以来看看。"

"还有其他不舒服吗？"

"其他不舒服么？除了大便有血，还容易拉肚子，有时候还会肚子疼，上厕所的次数也变多了，最近因为这个毛病还瘦了好多。"

"你最好做个肠镜检查一下，到这个年纪还是要警惕有没有长坏东西。"

老王听从医师的建议做了肠镜检查，这一查果然发现了直肠肿瘤。还好发现及时，后续检查没有发现转移到其他地方，住院做了一个腹腔镜微创根治手术，几天后就顺利出院了。

警惕肠癌发生的早期信号!

出院那天，老王有些闷闷不乐，他后悔自己为什么不早点到医院来看，要是早点知道肠癌早点期有哪些警报信号就好了。

其实在肠癌早期还是有很多预警信号的。①最常见的就是大便出血。在粪便通过肠癌表面时，会和肿瘤摩擦造成出血，如果时间比较久，甚至还会造成贫血。然而因为大多数人都曾经有过痔疮出血的"难言之隐"，再次碰到便血时往往会想当然地误认为是"痔疮"，不太当回事。最后导致治疗被延误，后悔莫及。②大便习惯改变。这也是肠癌早期的一个重要信号。如果如厕一直都很规律，但最近一段时间里，反复出血便秘或者便血次数增多，就要引起警惕，可能是由于肠癌阻塞了肠管造成的。③大便形状发生改变。本来一条条很粗的，最近怎么老是拉稀，或者大便上有一道道凹进去的印子，这可能都是粪便与肠癌"亲密接触"后留下的痕迹。因此呀，强烈建议大家上完厕所后转头看一眼大便的形状，如果连续一段时间都出现和之前形状不一样的便便，可要提高警惕啦（见图 18-2）。

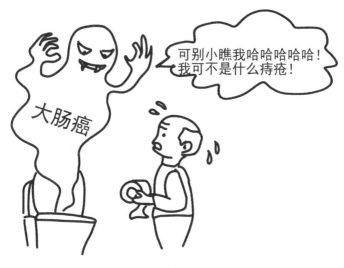

图 18-2　大肠癌需警惕

那肠癌可以预防吗？答案是可以的。

①均衡饮食：预防肠癌最主要的是均衡营养，蔬菜、蛋肉鱼、水果和主食等都要吃，不要偏食（见图 18-3）。②养成良好的饮食习惯：要注意少吃腌制食物，少喝酒、不抽烟，因为烟酒和腌制品虽然吃起来很过瘾，但也最容易产生毒素，破坏肠道平衡，造成肠癌。③坚持定期体检，可不要因为觉得自己一直身体很好就不去医院体检，体检中包含的验血、直肠指诊（肛指检查绝不漏）和粪便隐血实验都能帮助老年朋友及早发现肠癌危险。

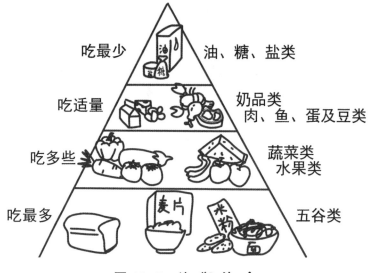

图 18-3　均 衡 饮 食

得了肠癌怎么办?

　　完全不用害怕与紧张,现在的治疗手段多种多样。可以通过外科手术切除肠癌,也可以通过化疗和放疗增强效果,还有最新型治疗肠癌的"生物导弹"——靶向治疗,再加上中药调理。就算是得了肠癌,也不要怕,早查早治,能够取得很好的疗效。

　　总之,老年朋友要熟悉肠癌发生的这些信号,如果生活中发现了便血也不要害怕,更不要自以为是地当作"痔疮"来治,应该到医院咨询专业医师,必要时做个肠镜检查，为了您的健康，不迷信不随性，科学规范地对待才最重要哦。

（卞正乾）

19 莫让吃货惹吃"祸"

生活小剧场 | LIVING SCENE

"老李，最近忙啥呢？怎么才过完年就看着精神不太好，你这可不像65岁该有的状态呀。"

"哎哟，你可别提了，前几天夜里肚子差点没给我疼死，越来越疼，到最后右边肩膀也开始疼，大晚上我也不想动，吃了点止疼药，想着挨到天亮再上医院去。"

"那可不行呀，这病是能拖的吗？"

"唉，谁说不是呀，越疼越厉害，止疼药也不管用，还开始发烧了。赶紧去医院挂了个外科急诊。你可不知道到最后我的肚子右半边碰都不能碰，一碰就疼得我嗷嗷叫。现在想想还后怕，医生问这问那，检查身体，抽了血又做了B超，说我得的是急性胆囊炎，幸好去得还算及时，要不然老命差一点保不住了（见图19-1）。

整整一星期，天天不光要挂水，还只能吃稀饭，可把我折腾坏了。"

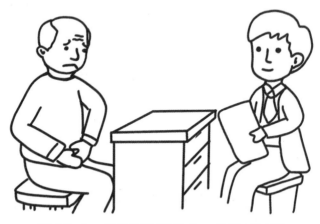

图 19-1　急性胆囊炎发作，疼痛受不了

"唉，病来了谁也预料不到，好在没啥事了呀！"

"你还别这么说，住院这几天我就和医生、病友研究这个病了，原来这个病呀都是自己作出来的，真是吃货惹吃祸！过年亲戚朋友来了，自己没管住嘴，天天大吃大喝，贪一时开心，结果把病给招来了，老伙计你也得好好注意啊，犯这个病的人还挺多，都是因为吃得太多、太油腻，再加上酒喝高了引起的。另外，和过年这几天一直打麻将太劳累也有关。这刚过完年的，可不能再像我这样了。"

"听你这么说，我还真得多注意，那你再详细给我说说这个病，我回家也向老朋友们宣传宣传，注意点啥好呀？"

"哎，说起来也怪我自己，其实前几个月就已经感觉有点不舒服了，平时肚子经常隐隐地疼，就在肚子右边肋骨下面的地方，也不是很厉害，就没当回事。后来呀胃口也不太好，有时吃得太油腻了，还犯恶心。就在发病前几星期，右面肩膀也开始隐隐地痛了。在医院这几天我发现大部人得了胆囊炎后，不舒服的情况都和我差不多。等到急性发病了，就会突然剧烈疼痛，一阵比一阵厉害，像是五脏六腑搅在一起一样，吃的都吐出来了。不止如此，还会发烧，我看有些人眼睛都黄了。老伙计，这个病可拖不得，有点不舒服一定要警惕，可不要像我一样严重了才去医院看。"

"那这个病要做什么检查才能确诊呀？"

"说到怎么检查呀，到了医院咱就听医生的，医生根据你的情况验血、做B超，就能确定是不是得病了！"

各位老年朋友，看了老李的故事，您有什么感想呢？急性胆囊炎经常发生在饱餐后，尤其是油腻餐后和夜间（见图19-2）。患者首先出现右上腹痛，疼痛呈持续性，阵发性加剧，同时有右肩背部疼痛，可伴随恶心、

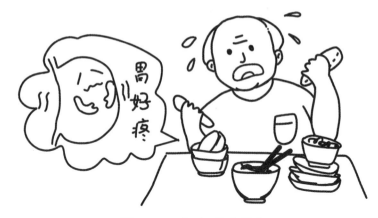

图 19-2　切勿暴饮暴食

呕吐等不舒服症状。当炎症加重还会出现发热、寒战等表现。当胆管并发炎症或因炎症导致肝门淋巴结肿大时，皮肤巩膜也可出现黄疸表现。

　　一旦有上面这些情况发生，就要尽快去看外科急诊，千万不要觉得没啥大不了的就自己随便吃几粒止疼药了事。所有的止疼药都是有不良反应的，不能自己随意吃，更重要的是止疼药吃下去虽然暂时觉得疼痛有所缓解，实际上炎症并没有消失，最后反而延误了治疗的最佳时机。一旦发生胆囊穿孔就会有生命危险，因小失大。如果及时去医院，医生会立即安排验血、超声或 CT 检查，马上就可以诊断出来。急性胆囊炎发作时，一般通过输液抗炎治疗就可以控制，但是如果炎症反复发作或者消炎后疼痛反而加剧，医生也会建议手术治疗。

最后再送给各位老朋友一首小诗，祝大家身体健康：

医生叮嘱记心间，莫让吃货惹吃"祸"；

千万牢记管住嘴，饮食清淡油盐少；

垃圾食物要拒绝，抽烟喝酒需戒掉；

生活规律莫熬夜，早睡早起身体好；

户外活动迈开腿，控制体重极重要；

勿忘定期去复查，医生忠告要记牢！

（卞正龙）

20 危险的第一次

急诊室的再次见面

夜晚的急诊灯火通明，骨科值班医生刚刚处理好前一个外伤的患者，下一位躺在平车上的患者被家属推进了诊室。一看到她的脸，医生就惊呼："陈奶奶，怎么是你啊？！"

原来一年前，陈奶奶因为在家上卫生间滑倒，导致"右髋关节骨折"，入院后很快进行了手术，术后康复顺利。出院前，医生反复交代老人家属千万要小心，防止老人再次骨折，术后要按时进行门诊随访，指导下地负重和康复锻炼，后续还要进行抗骨质疏松治疗。

回家之后，陈奶奶康复得非常好，很快恢复了正常生活；儿女工作很忙，看陈奶奶生活能自理就放心了，也没再陪她到门诊复诊。今天，陈奶奶想要拿柜子上的东西，怕麻烦也不想喊家里人帮忙，结果不小心跌倒后就起不来了。儿女赶紧把她送到急诊，这才有了开头的一幕。做好检查，王医生遗憾地告诉陈奶奶一家：虽然右髋关节手术固定的地方依然牢固，与刚手术后一样没有移位，但是左侧髋关节又骨折了！

陈奶奶再次骨折的原因——骨质疏松症

为什么陈奶奶这么容易骨折呢？原来，陈奶奶已经78岁了，一直患有骨质疏松症，第一次骨折也与之有关，手术后也没有继续康复治疗，不幸再次骨折。事实上，老年性骨折是骨折中很常见的一类，而再次骨折往往都与骨质疏松症有关。

骨质疏松通俗来讲就是"骨头的质量下降"，导致骨骼变脆，容易折断（见图20-1）。与其相关的骨折称为"骨质疏松性骨折"，也叫脆性骨折。发生骨质疏松性骨折的人，一般都存在全身骨质疏松的情况。

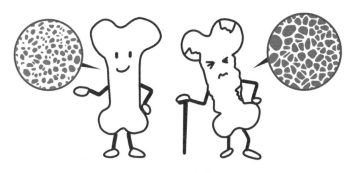

图 20-1　骨质变疏松

老年第一次骨折是危险信号，警告今后可能再发！

全球每 3 分钟就有 1 例骨质疏松性骨折发生，约 50％的女性和 20％的男性在 50 岁之后会遭遇初次骨质疏松性骨折，且 50％的患者可能会再次发生骨折，它是老年人致残和致死的主要原因之一（见图 20-2）。

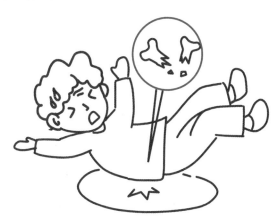

图 20-2　老年人摔倒致骨折

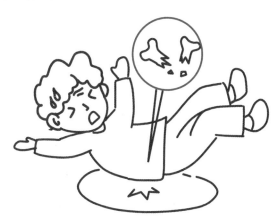

很多老人都存在认识误区，觉得岁数大了，骨质疏松很正常，所以在第一次骨折治愈以后就不到门诊继续随访了，殊不知老年人作为骨质疏松的高危人群，本来就容易骨折，骨折愈合后往往高估了自己的能力和身体状况，常瞒着家人独自活动或外出，造成再次骨折。实际上老年人发生第一次骨折是个危险信号，警告今后可能多次再发，若老年人再次骨折，会更危险，甚至致命。

重视老年第一次骨折，预防再次骨折的发生！

虽然陈奶奶的身体状况较一年前差了很多，但在医生的努力和家人的支持配合下，再次进行了手术。陈奶奶的手术很顺利，术后恢复也还理想，总算从鬼门关前回来了，但是家属还是有点困惑：术后需要注意哪些事情？怎样才能避免再次骨折呢？

术后非常重要的是按时去门诊随访复查。随访不单单是观察伤口和骨折愈合的情况，还要防止发生感染或骨头连不起来的情况，医生还会指导患者进行阶段性下地负重和康复锻炼。

对于老年性骨质疏松性骨折，最重要的就是后续的抗骨质疏松治疗。权威研究表明，尽管在首次发生骨折后再次骨折的风险可能翻番，但进行相应的干预能将风险降低 50%～70%。骨折后的患者需要在门诊随访评估，进行骨密度检测等检查，根据结果制定相应的抗骨质疏松治疗计划。通过及时干预，很多老年人的骨质疏松症都能得到缓解，大大降低再次骨折的概率。

所有骨折后的干预措施，都会强调降低生活中的跌倒风险：老年人外出要结伴而行，行走不稳者要备拐杖辅助；重视居家环境，物品摆放整齐；常用物品放在易取之处；清除地面零乱物品，室内照明充足，开关安放合理；卫生间安装防滑装置；穿着大小合适的衣物及防滑的平底鞋等，都是可以降低骨折风险的措施。

另外，良好的生活习惯也非常重要，戒烟戒酒、合理膳食、适当的体育锻炼不只对预防再次骨折有好处，对老年人的身心也大有裨益。

"有一而不可再"

老年性骨折已伴随着老龄化社会来临逐步转变为常见病，骨折治愈后出现再次骨折着实令人痛心。如果陈奶奶能够及时来门诊复查，早点开始抗骨质疏松治疗，尽量在有人陪伴的情况下活动，或许就能避免这第二次的骨折。

医患之间的合作不止于手术结束时，术后也需继续长期的协作。"上医治未病，防患于未然"，我们没能预见发生"危险的第一次"，就让我们医患一道努力，避免"致命的第二次、第三次……"

切记！我们要避免"人生最后一次骨折"的发生！

（白佳润　董宇启）

21 年纪大了晚上老起夜，我这是怎么啦？

生活小剧场 | LIVING SCENE ▽

今年76岁的王先生，平时身体状况还不错，但不知从何时起，晚上总是要起夜小便三四次，有时多达五六次。虽然每次尿量都不多，但排尿时非常费力，而且尿线又细又短，滴滴答答尿不尽，还总把裤子滴湿。由于晚上总起床，睡眠不好，老人苦不堪言，去医院检查才得知，是得了良性前列腺增生。

其实在生活中，不少上了年纪的老先生都有类似经历：在开会时，因尿憋不住而尴尬得坐立不安；在公众场所时，总是为寻找卫生间而烦恼，为此，连旅游也没了兴趣；因不停地光顾洗手间，成天烦躁；有尿意时，在厕所里等好久，小便才"姗姗而来"；尿流变细，排出无力，常常滴沥而下弄湿裤子和鞋子，尴尬不已……这些可能都是良性前列腺增生惹的祸。

为什么老年人会发生良性前列腺增生？

前列腺是男性特有的性腺器官。形状大小如栗子，底朝上，尖朝下，与膀胱相贴。尿道从前列腺腺体的中间穿过，所以前列腺一旦发生增生而肥大，排尿自然容易受到影响（见图21-1）。良性前列腺增生统称前列腺肥大，是引起中老年男性排尿障碍最为常见的一种良性疾病，严重影响生活质量。前列腺发生肥大主要是老化的结果，甚至可变成鸡蛋大小，一旦压迫尿道，排尿自然也就不通畅了。

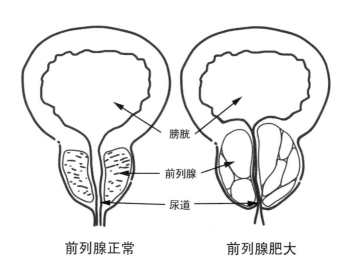

前列腺正常　　　　　　　前列腺肥大

图21-1　正常前列腺与肥大前列腺

前列腺肥大的发病率随年龄增长而增加（见图21-2），通常在40岁以后发生，60岁时超过50％，到80岁时高达 83％，也就是 100 位老先生中有 83 位患有前列腺肥大！随着年龄增长，排尿困难等情况也越来越严重，生活质量自然也越来越差。大约有 50％良性前列腺增生的老年男性出现中到重度排尿困难。

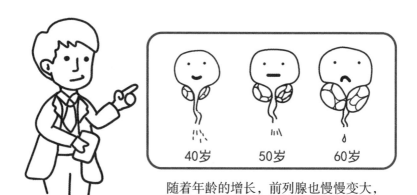

随着年龄的增长，前列腺也慢慢变大，
逐步影响中老年男性的正常生活

图 21-2　前列腺肥大与年龄相关

前列腺肥大还会引起哪些后果呢？

像王老先生这样整天寻找卫生间、解尿费力、裤子湿嗒嗒、睡眠质量极差，连旅游也不敢去，生活质量受到严重影响，这些都是前列腺增生惹的祸。正常人夜尿次数为 0～1 次，如果超过 2 次，则属于临床病理状态，需要干预治疗，而良性前列腺增生患者病情严重时夜尿次数可多达十余次，令人苦不堪言。如不及时治疗，还可能会引发严重并发症，包括急性尿潴留（小便积在膀胱里一点也拉不出来、小肚子发胀）、尿路感染、肾积水、膀胱结石，甚至肾功能衰竭，所以千万不能掉以轻心。

怎样才能及早发现前列腺肥大？

医生主要通过病史询问及专业的评分系统评估下尿路病情严重程度，结合直肠指检（医生通过手指进入肛门直肠进行检查）了解前列腺大小，判断是否存在前列腺癌，并通过尿常规、验血检查前列腺特异抗原（PSA、FPSA等）水平、超声检查和尿流率检查来帮助诊断。

前列腺肥大应该如何积极治疗呢？

①观察等待：对临床症状轻、生活质量未受明显影响者，可考虑观察等待，包括患者教育、生活方式指导、随访等；②药物治疗：临床症状严重，生活质量明显下降者可考虑药物治疗；③外科治疗：临床症状非常严重，药物治疗效果不佳者应考虑外科治疗，包括常规手术治疗、激光治疗以及微创治疗。

老年朋友需避开前列腺肥大的三大误区

误区1：良性前列腺增生会癌变。良性前列腺增生是慢性良性疾病，到目前为止还没有容易发生癌变的证据，因此完全没有必要恐惧！只需做到定期体检，包括肛指检查、B超检查及血液检查，医生会帮助您判断病情进展、是否有前列腺癌的可能。

误区2：治疗良性前列腺增生就是缩小前列腺的体积。良性前列腺增生严重程度与它的体积大小并不成正比，通过治疗提高生活质量才是治疗的主要目标。

误区3：症状改善就可以停药。良性前列腺增生属慢性疾病，需要长期服药，自行停药可能造成更严重的疾病复发，对身体造成更大的伤害，只有坚持治疗才能稳定症状，保持生活质量。

小小前列腺，其实也有大学问，为了您的健康和生活质量，配合医生早期、规范治疗才是最可取的。

（方宁远）

22 说不出口的原因，让我不敢去旅游！

生活小剧场 | LIVING SCENE

"我一笑就漏尿，咳嗽几声也漏尿，甚至起身走动一下，也会不由自主地尿湿裤子，到了夏天还有味道！不敢告诉别人，甚至是老公，害怕被嫌弃！害怕异样的眼光！不敢出门，出门就要用上卫生护垫；不敢多喝水，不敢大笑，外出旅游更是奢望！生活变得小心翼翼，感觉浑身都是尿味，感觉后半辈子都离不开马桶了！"说起这些年的难言之隐，65岁的林阿姨悲愁垂涕。"一不小心就尿出来"的现象不仅让她焦虑、尴尬和沮丧，还严重影响她的人际交往。医生告诉林阿姨，这个"漏尿"在医学上叫尿失禁，是老年人常见的一种疾病，尤其女性更为多见。尿失禁虽不是恶性肿瘤，但会降低老年女性的生活质量。她们不敢外出旅游，回避社交活动，对自己失去信心，甚至会焦虑和抑郁。

尿失禁主要分三类：压力性尿失禁、急迫性尿失禁和充溢性尿失禁。只要做任何腹部用力的动作，如咳嗽、跳跃、下楼梯、跑步、抬重物等都会有尿液漏出，甚至笑一笑、打个喷嚏就会流出尿的现象，称之为压力性尿失禁；如果是有了尿急感来不及上厕所，或站着不动就漏出尿了，甚至拧开水龙头或者洗澡时听到水流声等也会条件反射流出尿来的现象，称之为急迫性尿失禁；如果是由于各种原因造成的排尿困难，导致尿液胀满膀胱后顺着尿道慢慢渗出，则称之为充溢性尿失禁，好比装满了水的茶壶，若是继续再往里面加水，自然会溢出来。

那么林阿姨得的是哪一种尿失禁呢？她的漏尿通常发生在咳嗽、大笑之后，这时通常会造成腹压增加，引发膀胱压力增大，加上尿道或者盆底肌肉的问题，也就是"出口"出了问题，总是关闭不全或者容易打开，尿液就流出来了，属于压力性尿失禁。老年女性出现的尿失禁多数是这一种，像现在好多老年朋友跳广场舞，动作稍大一点就会出现漏尿，也是这个原因。但也有很多老年女性同时出现压力性尿失禁和急迫性尿失禁的表现，我们称之为混合性尿失禁。

老年女性出现尿失禁最主要的原因就是年龄因素，也就是老化，机能退化，产生各种毛病的机会就多了。雌激素也会减少，尤其是绝经后，盆底肌肉松弛，尿道括约肌的收缩功能就会减退，一旦"开关"失灵，就会出现尿失禁。

肥胖对于女性来说，也是造成压力性尿失禁患病率明显增高的因素之一。多次生育的女性，尤其是经阴道分娩的，盆底肌肉群受损较严重，年龄大了之后，雌激素下降，肌肉更加松弛，患尿失禁的风险也会比较高。其他因素还有：经常吸烟或者精神过度紧张，便秘和肠道功能性紊乱，咖啡摄入过量，慢性咳嗽等。

漏尿可以治好吗？这样的患者还有机会去旅游吗？

根据不同的致病原因，尿失禁的治疗方法也不同。林阿姨的漏尿是比较常见的压力性尿失禁，是完全可以治愈的，因此不要羞于启齿，应尽早寻求专业医生解决问题。

压力性尿失禁的治疗原则首先从改变生活方式做起，比如不要拎重物、不要用力屏大便、不要长时间行走、不要长期咳嗽，等等，同时可配合进行盆底肌的锻炼（具体方法：运动前排空大小便后，取坐、躺、站姿均可。阴道、肛门收缩持续 5 秒，放松 10 秒；反复做 5 ~ 10 分钟；然后阴道、肛门再快收缩 5 次，每次收缩

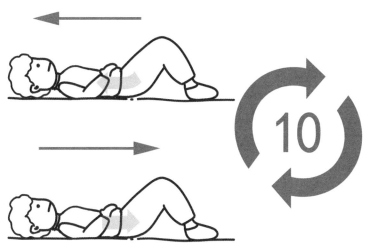

图 22-1　盆底肌锻炼的方法

持续 2 秒，放松 2 秒；每天反复锻炼 10 ~ 20 次）。其次进行盆底康复物理治疗；手术一般是最后的选择。

不过，保守治疗一般针对轻、中度患者，如果保守治疗效果不好，或者患者已经是重度尿失禁了，那就需要尽早手术治疗。尿失禁手术是微创手术，操作简单，治疗效果也很好，大家不要恐惧手术。

总之，我们建议老年女性尽量改变一些会引起尿失禁的生活习惯，积极治疗会引起腹压增高的慢性疾病，同时经常配合进行盆底肌的锻炼，这样就能大大降低尿失禁发生的可能性。如已有尿失禁的症状则应及时就医，让专业的医生来进行最佳治疗方案的指导。

（吕坚伟）

23 "倒开花"现象究竟是好是坏？

生活小剧场 | LIVING SCENE

妇科门诊，身材发福的宋阿姨来到诊室。

"医生，我没什么毛病，今天来就是咨询一下。'倒开花'你知道吗？我今年 60 岁啦，'老朋友'（月经）已经没有快 10 年了，但是前两天好像又来了，老姐妹们都说这个是恢复年轻的标志，我还有点激动哦！"

经过详细的病史询问及简单检查后，医生发现宋阿姨不仅肥胖，还长期患有高血压，最近她还服用了托人从国外带回来的几盒保健品，因为听说可以让老年人"焕发青春，防衰老"，虽然也知道不一定靠谱，但她还是没能抵挡住"年轻的诱惑"。考虑到宋阿姨合并多种高危因素，医生判断她子宫内膜可能有病变，当天就为她做了诊断性刮宫手术，结果不出所料是子宫内膜癌。

女性绝经后阴道流血在民间有"倒开花"一说，医学上称之为"绝经后出血"，是老年妇女的常见疾病之一。没错，是"病"，千万不要自以为"年轻了"而沾沾自喜哦！

当然，绝经后出血的原因有很多，包括：①严重的老年性阴道炎；②宫颈息肉；③阴道损伤（如阴道用药时）；④内分泌相关，包括自身产生、不慎摄入或者性激素治疗导致的雌激素增加；⑤肿瘤相关，如宫颈癌、子宫内膜癌等生殖道肿瘤（见图23-1）。

子宫内膜癌是最常见的妇科肿瘤之一，好发于更年期及绝经后女性。其发病与生活方式密切相关，随着生活水平不断提高，大家运动量越来越少，饮食越来越精

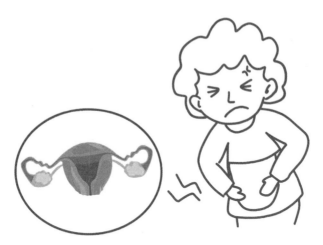

图 23-1　警惕子宫内膜疾病

细，子宫内膜癌发病率逐年升高。它主要是由雌激素过度刺激子宫内膜引起，而肥胖、高血压、糖尿病是最常见的诱发内膜癌的"三大杀手"，本文中的宋阿姨就是个很典型的例子。

　　不过老年朋友们如果已有上述高危因素也不必惊慌，只要坚持健康的生活方式，配合医生把血糖、血压和体重管理好，就会显著降低它们诱发内膜癌的风险。此外，不孕不育、绝经晚等因素也是子宫内膜癌发病的帮凶。所以，千万不要认为绝经晚是老天爷特别眷顾你，让你"青春常驻"，实际上这会增加你发生子宫内膜癌、乳腺癌的风险。任何身体的生理变化，只有符合自然规律才是最合适的状态。

老年人出现哪些症状需要考虑子宫内膜癌呢？最常见的还是各种"阴道流血"，量一般并不多。部分患者会有不同程度的阴道排液，早期可能是稀薄的白色分泌物或血性白带，晚期如发生局部感染、坏死，可有恶臭的脓血样液体流出，甚至出现贫血、消瘦等全身衰竭表现。

在这里特别提醒大家，老百姓口中的"阴道出血"有时并非真的来自阴道，还需考虑痔疮出血、结直肠来源的便血，以及泌尿系统的血尿或者尿道肉阜（就是长在尿道口像息肉一样红色的东西）出血。由于这些病变常导致内裤或厕纸上沾染血迹，易与妇科的阴道出血相混淆。但只需记住一点：绝经后无论出血来自什么部位，都不可能是正常现象，务必及时就医。

此外，也必须纠正大家关于"雌激素"的一些误区。首当其冲便是"喝豆浆补充雌激素"，黄豆中含有的大豆异黄酮在结构和性质上与雌激素相似，但其生物活性极低，只相当于雌激素的万分之一，所以如果想要靠喝豆浆来补充雌激素的话，恐怕要论"吨"喝了，所以，正常饮用也不可能导致子宫内膜癌或乳腺疾病。再说，如果真有用的话，那么多长年喝豆浆的大老爷们，岂不早就变性了嘛！其次就是"蜂蜜、蜂王浆"，它们的雌激素含量也非常低，低到正常食用不足以对人体产生任何影响，最大的缺点可能就是含糖量太高了。最后，对于一些成分并不完全透明的所谓"保健品"而言，切勿被它们"永葆青春""容颜永驻"这般天花乱坠的广告疗效洗了脑，如此违反自然规律的事情怎能轻易相信？说不定在不知不觉中，你每天都在摄入大量来源不明、剂量不清的雌激素，是不是很吓人？！

现在我们知道"倒开花"并非"返老还童"，也不必谈之色变。它的病因多种多样，考虑到其中恶性肿瘤占一定比例，所以凡是出现绝经后又来月经，均应视为异常，无论血量多少，务必及时就医，以免贻误病情。

（顾卓伟）

24 让"更年期"不再烦恼

生活小剧场 ┃ LIVING SCENE

深秋，社区老年活动中心，又到了老阿姨们"嘎讪胡"的时间。

王阿姨："哎哟喂，最近老是一下子觉得脸发烫，动不动就一身汗！看样子更年期真的来了呦……"

李阿姨："最近我的脾气越来越差，动不动就跟老头子干架，屏也屏不住，真的是老更咯。"

陈阿姨："老了不中用咯，天天腰酸背痛，睡觉么也睡不好，肯定是'更'了！"

大家七嘴八舌，"更年期"一时间成了众矢之的，好像每个人都曾经或者正在遭受它的折磨。

那么究竟什么是"更年期"呢？它其实有两层含义：①时期——特指绝经前后的一段时间，约45岁起至绝经后1年内；②症状——指绝经前后出现的一系列身体和精神心理症状。后者也就是让大家烦恼的"更年期综合征"（见图24-1），医学上称为"围绝经期综合征"。

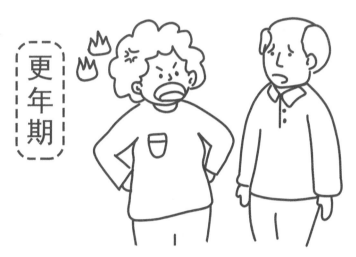

图 24-1　女性更年期综合征

中国女性平均绝经年龄约为 49.5 岁，过早绝经自然是谁都不愿意的，但也绝非"越晚绝经越好"，若是超过 55 岁还未绝经，雌激素相关肿瘤的发病率将明显增加。所有女性都会经历这段时期，但并非所有人都会出现更年期的不适症状。遗憾的是，目前医学上还无法预测哪些人会遭遇它的"折磨"，也无法预测它何时到来、何时离开，笔者就曾遇到过 70 岁还没有"更"完的患者，苦不堪言。

更年期综合征集生理和心理的双重问题于一身。有些患者口服安慰剂（就是不含有任何治疗成分的"药物"）后，更年期症状就会明显改善，说明心理因素在其中起了很大作用，也就意味着调整好心态对治疗至关重要。

出现哪些症状需要考虑更年期呢？月经紊乱、无缘由地突发潮热、大汗、心慌、头晕、失眠、注意力不集中、情绪波动大、记忆力减退都是更年期常见表现（见图 24-2）。但还有不少症状是大家容易忽略的，比如反复妇科炎症及尿路感染、骨质疏松（浑身骨头痛、易骨折）、阿尔茨海默病（俗称老年性痴呆）等，而这些又恰恰对健康危害较大，万万不可忽视。

如出现上述症状，特别是已影响生活与工作，提示很可能到了医学上"需要治疗"的程度。治疗更年期不仅能够缓解症状，还能预防骨质疏松、心血管疾病。请

更年期症状

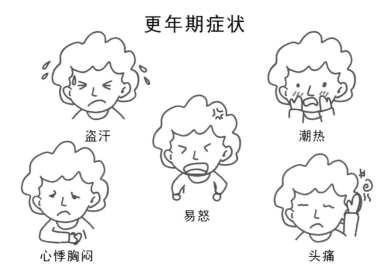

盗汗

潮热

易怒

心悸胸闷

头痛

图 24-2　更年期常见症状

记住：治疗更年期综合征是为了让你的生活质量更高，延缓或避免诸多慢性病的发生，甚至延长寿命。一句话——让你活得更好、更久！

　　至于具体如何治疗，且看以下"更年期综合征治疗套餐"（见图 24-3），您可以在医生的指导下自行挑选。

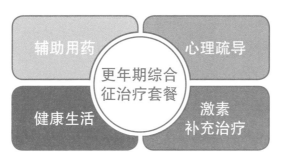

辅助用药

心理疏导

更年期综合征治疗套餐

健康生活

激素补充治疗

图 24-3　更年期综合征治疗套装

适当的心理疏导、科学合理地安排生活、坚持力所能及的体力和脑力劳动。特别提醒：家人的理解和陪伴很重要！适当安排一些家庭活动（如旅游、聚餐），主动陪伴和倾听，对"她"都是莫大的安慰。

更年期的发生主要是缺乏雌激素所致，按照"缺啥补啥"的原则，补充雌激素自然是治疗核心，而且治疗越早，获益越大，但需要提醒大家：激素治疗的启动存在一个"治疗窗口期"（一般指绝经10年内或60岁前），超过窗口期就须慎之又慎了。门诊时常遇到六七十岁的老阿姨心血来潮想配些雌激素"重回青春"，只能一一被医生"劝返"。

说到"补充激素"，可能不少人首先想到的一定是"吃激素会胖！还会得乳腺癌！"在她们眼中，激素差不多变成"毒药"的代名词了，而这些信息的来源，无非来自"某网站""我同事""我邻居""我朋友"……我们身边有些人使用"激素"后确实体重明显增加，但那是"糖皮质激素"（如泼尼松），而不是我们治疗所用的雌孕激素，后者小剂量使用是不会导致肥胖的。关于肿瘤，目前可以肯定的是短期（5年内）服用不增加肿瘤发生风险，长期服用可能极轻微增加某些肿瘤发生风险。这个风险甚至远小于平时不运动所带来的罹患肿瘤的风险，而激素治疗对身体的益处却远大于这一点点

"可能的"风险。聪明如你，当然知道哪个选择更明智。

容颜总会衰败，但相信你定能做到"心中芳华永驻，生活精彩如故"！

（顾卓伟）

25 冬天还没到，怎么老慢支就犯了呢？

生活小剧场 | LIVING SCENE

"老伴啊，现在才夏天，怎么我老是咳啊咳啊咳不停呢？"

"让你少抽点烟，少抽点烟！你就是不听。你抽烟也害了我，你抽一手烟，我吸二手烟，弄得我也整天咳嗽"（见图 25-1）。

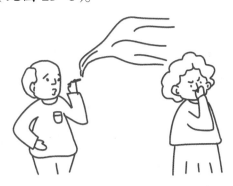

图 25-1　吸烟与二手烟有害健康

林老伯今年65岁，有40多年烟龄了。以前一到冬天，总是咳嗽、咳痰，严重时一动就觉得喘不上气，总往医院跑。医生说他有慢性支气管炎，俗称"老慢支"，建议他戒烟，但他几次戒烟都没成功。这个夏天，不晓得啥道理，老慢支提前到来，林老伯到医院看病，医生初步判断他这次有可能不是老慢支那么简单。经过仔细询问情况，让他做了体格检查，进行了肺部超薄CT和肺部穿刺检查后，竟然发现他是得了肺癌。林老伯和家属都懵了，怎么老慢支变成肺癌了呢？

老慢支怎么会变成肺癌了？

老慢支并不会直接导致肺癌的发生，但老慢支患者可能有不同的粉尘接触史或吸烟史。吸烟是慢性支气管炎的主要发病因素，吸烟者老慢支的发病率比不吸烟者高2~8倍。同样的，吸烟也是肺癌的诱发因素，吸烟者发生肺癌的危险性比不吸烟者高4~10倍，重度吸烟者甚至高达10~25倍。此外，工业废气、汽车尾气等室外污染，燃料燃烧和烹饪产生的室内污染，接触职业粉尘及化学物质都会导致肺癌发生的概率增加。

林老伯是个"老烟枪"，不但自己长期、大量地吸入烟草中的有毒物质，还让家人也跟着他被动吸烟，造成气道黏膜损伤，大大提高了肺癌发生的风险。老慢支好发于冬天，这次林老伯夏天就出现了"咳、痰、喘"的症状，除了老慢支，还要警惕其他毛病的可能。

怎样才能尽早发现肺癌？

有老慢支的朋友，如果像林老伯那样，冬季还没到，就出现了咳嗽、咳痰，就要警惕肺癌的发生了。当出现痰中带血、气急气喘、面部水肿、声音嘶哑、不明原因的发热、体重突然减轻也要及时去医院就诊。医生通过病史询问、体格检查，结合 CT 拍片来初步了解患者肺部的情况。如果考虑肺癌，医生会进一步进行支气管镜（用细长的支气管镜经口或鼻放入患者的肺部）或者肺部穿刺（用针扎入患者肺部）技术来取得肺部肿块的病理切片进行检查，从而确诊疾病。

肺癌常见的 3 大误区

一旦发现自己得了肺癌，千万要避开以下常见的 3 个误区，以免影响治疗效果，降低患者的生活质量。

误区 1：肺癌会传染。很多呼吸道疾病都会通过呼吸、空气传播，所以大家理所当然地认为肺癌也会传染。其实，这个想法是错的。不仅肺癌，其他癌症如乳腺癌、胃癌、肠癌、肝癌都不会传染。癌症不是传染病，不会通过空气、血液、接触等传播。

误区2：做CT有辐射，会得癌症。部分肺癌患者在复查时不愿意做CT检查，有顾虑，认为CT会产生辐射，加重癌症。其实这一担心完全是不必要的。现在常用的低剂量螺旋CT辐射剂量很小，不会引起癌症的发生或加重。如果患者不定期复查，反而会影响医生正确判断患者的治疗效果，不能及时调整治疗方案。

误区3：癌症＝绝症，治不治都一样。这个想法大错特错。早期发现肺癌，早期治疗，不仅可以延长患者的生命，也能提高生活质量，所以，治疗与不治疗，后果绝对是不一样的。

老年肺癌应该如何合理治疗呢？

自2006年起，世界卫生组织已将肿瘤定义为可以治疗、控制甚至治愈的慢性病。得了肺癌，千万别过度紧张、焦虑、恐惧！好的心态对抗癌具有非常大的功效，要正确面对，乐观放松，保持平静。对家人而言，要多陪伴、多倾听、多沟通交流，这样可以减轻患者的焦虑和恐惧，帮助其建立良好的心态。对患者而言，良好的饮食习惯、健康的生活方式、适当的体育活动，都有助于疾病的康复。常见的治疗方法有：①外科手术治疗；②药物治疗：化学药物、靶向药物、免疫药物；③放射治疗；④中医中药治疗；⑤对症支持治疗。对于如何选择治疗方案，医生都会根据患者的实际情况与家属共同讨论，必要时征求患者的意见，尽量争取选择有效、安全、不良反应最小的治疗方式。

老年朋友们如果出现了咳嗽、咳痰、气喘或者痰中带血，尤其在反季节时，在想到老慢支发作的同时，必须高度警惕肺癌发生的可能，一定要及时到正规的医院请专科医生诊断治疗。最后，要提醒吸烟的老年朋友们，为了您和家人的健康，一定要戒烟哦。

（马 越 王理伟）

26 "郁郁寡欢，夜不能寐"为哪般？

生活小剧场 | LIVING SCENE

李老太今年69岁，往日精神挺不错、喜欢"轧闹忙"。近半年却不见人影，听说她病了，老朋友们相约上门探望。乍一见面，大家都纳闷了，怎么她变得郁郁寡欢、不爱说话了呢？对大家的关心和问候反应也非常冷淡，偶尔回答也有气无力。老伴说自从女儿全家半年前出国后，她就开始觉睡不好，饭吃不香。

后来情况越来越严重，躺在床上翻来覆去睡不着，即便迷迷糊糊睡了两三个小时，一早醒来就对着女儿、外孙的照片暗自抹泪。白天无精打采，头昏头痛，心慌胸闷，吃饭没扒几口就感到胃胀，咽不下去。到医院挂了好几个科，从头到脚、从里到外做了各种各样的检查，也没查出个啥名堂……

她会不会是抑郁症啊？其中一位退休的医生朋友提醒道。李老太在朋友的热情介绍下去某精神卫生中心看了医生，医生经过详细地询问病情、专科评估，综合分析全部资料，最终明确李老太得了抑郁症。在医生耐心心理疏导、药物治疗及家属和老朋友们的鼓励下，4个月后再聚会时，李老太爽朗的欢声笑语又回来了。

李老太为啥会得抑郁症？

抑郁在老年人群中并不少见，可达3%以上，也就是说100位老年人中起码有3位会得"抑郁"。老年人容易得抑郁症，原因众多。既有身体因素，也有心理－社会因素。一方面，随着年龄增加，老年人容易患高血压、糖尿病、肿瘤等各种慢性病，疾病带来的心理和经济负担，加速抑郁产生。而老龄相关的帕金森病、老年性痴呆等，因脑部神经系统退化，本身就容易伴发抑郁。

另一方面，老年人的心理 – 社会因素也很多，如失去配偶、子女相处矛盾、退休后生活模式改变、养老压力等，当难以处理而又无法释放压力时，也会导致抑郁。抑郁可以带来严重后果，轻则影响生活质量，重则失能致残，甚至会导致自杀而危及生命。

哪些情况提示可能发生抑郁了呢？

抑郁症的表现形式多种多样，有的以情绪低落为主，患者对外界事物提不起兴趣，高兴不起来，精神萎靡不振。有的患者反复责怪自己，觉得自己一无是处，甚至感到自己罪孽深重，严重时还会有轻生念头。有的患者则出现反应迟钝、注意力不集中、做事易错、记忆转差，表现出痴呆状。也有的老年人，考虑问题时总往坏处想，容易小题大做，或者对不利的事情耿耿于怀。饮食减少、睡眠差、消瘦也十分常见。还有的老年人表现为各种各样难以表达的不适、难受、疼痛，或完全与心绞痛、胃溃疡等一样的情况，但多种客观检查结果基本正常，或者即便有些不正常也不能解释如此严重的状况。当出现以上一些情况时，就要警惕是否得了抑郁症，需要及时看心理医生以免贻误治疗。一旦发现老人有轻生的苗头，特别强调需要家人时刻不离的陪伴，要加强监护，若严重必须及时送医，以免悲剧发生！

得了抑郁症怎么办？老人和家属应该做点啥？

首先，应积极去除引发抑郁的根源，定期到心理门诊复诊，进行心理疏导与康复治疗，并及时调整药物。同时还需有效控制共存的其他高血压、糖尿病等毛病。切忌无谓增加患者的心理压力！李老太就是家属与老朋友们一起配合医生，积极安慰和鼓励她，取得了很好的治疗效果。所以得了抑郁症的老人，家属或陪护人员在治疗中起着非常重要的作用。

老年抑郁的用药问题要注意点啥？

老年抑郁与其他老年病一样，用药一定要谨慎！该用的一定要用！抗抑郁药物一定要由心理医生决定原则与药物，切勿乱吃药。适当服用抗抑郁药，可以起到较好、较快地稳定情绪的作用。目前的抗抑郁药物众多，作用效果较好，不良反应较小。具体用哪一种药、吃几次、吃几片，千万记牢一定要由医生指导决定。特别要强调的是，千万不能病情刚有点好转，就随便减量或停药，药物对维持巩固治疗极其重要。

预防家里老人发生抑郁有啥妙招？

要预防老年人发生抑郁，妙招之一就是要在中国传统——"孝顺"二字上下功夫！需要特别提醒的是，家庭中的小辈们在日常生活中要做到"尊重""孝顺"，尤其是"顺"特别重要。在情绪方面要减少与老人的对立、冲撞，当意见不一致时，不宜马上否定，更不要批评或指责，讲话的语调要平稳，不用刺激性语言，少讲负面事情，多用乐观、安慰、鼓励情绪的语言与老年人交谈，总之"万事让三分，凡事顺为先"。良好愉悦的生活氛围可以明显减少老年人抑郁情况的发生！

（王祖承　张　瑛）

27　要命的重症肺炎，元凶竟然是"呛咳"！

生活小剧场 | LIVING SCENE

　　听说朋友家的李奶奶（82 岁）因为肺炎住院了，而且严重到需要气管插管！我记得朋友提过李奶奶得过早期喉癌和脑梗，近几年变得越来越不想活动，胃口也越来越差，一不小心就会呛咳，近半年体重减轻了十几斤。当时朋友觉得老人都是这样的，便没有重视。现在朋友懊恼地告诉我，医生说他奶奶是吃东西误吸导致的肺炎，要是能早点引起重视就好了，也不至于弄成重症肺炎和营养不良。

为什么"呛咳"会变成肺炎？实际上"呛咳"就是吃饭、饮水甚至咽口水时，食物或水误吸入气管中，是吞咽困难的信号。正常吞咽动作需要多个肌肉和神经协调运动来完成，但很多疾病或老化会引起咽喉和食管的结构与功能异常，进食时常会发生咽喉不能及时或盖不严气管口的现象，导致误吸。值得注意的是，有些老人误吸症状比较明显（如伴进食饮水呛咳），可以及时就医，危险的是有些人并没有明显的咳嗽、憋气等症状，直到发热、神志不清送医时才被察觉已经是肺炎。所以呛咳不是判断吞咽困难的唯一标准，没有症状的误吸更加危险！长期的误吸会带给老年人众多不良的影响，肺炎或窒息甚至会导致死亡（见图27-1）。

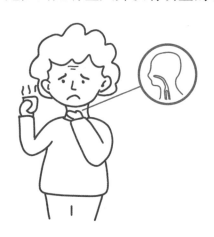

图 27-1　呛咳的好发部位

什么样的老人容易发生吞咽困难？老年人群因为老化、营养不良及缺乏锻炼，导致吞咽肌肉减少、神经功能退化，加上慢性疾病、不良饮食习惯和环境易造成吞咽困难，老年人群发病率高达 20% ~ 55%。发生吞咽困难的高风险因素有：神经性疾病、头颈部肿瘤、中风、老年痴呆、高龄（我国统一规定为年龄 ≥ 80 岁）。李奶奶就具备了 3 个危险因素：卒中、头颈部肿瘤和高龄。

通过询问以下 10 个简单的问题，可以帮助判断是否有吞咽困难：①最近是否有体重下降？②吞咽问题影响外出用餐吗？③饮水或流质食物费劲吗？④进食普通食物费劲吗？⑤吞咽药丸时费劲吗？⑥吞咽时感到疼痛吗？⑦吞咽困难会减少进食的乐趣吗？⑧吞咽时是否感到有食物黏在咽喉？⑨进食时会咳嗽吗？⑩吞咽时是否感到有压力？如果有 3 个及以上是肯定的回答，就表明有吞咽困难的风险，建议立即就医！专业人员会进行吞咽评估，然后根据发病原因和严重程度进行相应的吞咽训练。

营养方面，容易走进误区。比如处在康复阶段的李奶奶，朋友每天给她喂很多汤和米粥，觉得这样既有营养又不易呛咳，李奶奶自己也认为吃喝跟治疗没关系，怎么方便怎么来，结果发现好像呛咳得更厉害了，人也日渐消瘦。这里存在两个误区：一是认为汤和米粥有营养、不易呛，实际它们所含的营养成分很少，而且极易引起误吸，原因是流质没有厚度，通过咽喉部时速度容易过快，让气管口来不及关闭，而米粥中含有的液体水和固体米吞咽机理不同，也会加重吞咽负担；二是认为吃喝跟治疗无关，这是观念上的错误，不正确的饮食会造成再次误吸，导致营养不良，延迟恢复，加大并发症风险。

正确的做法是首先应该保证良好的进食环境，包括充足的咀嚼时间，进食时不要讲话并保持坐位或上身倾斜 45°的体位。已有症状的老年人应少量多餐，避免进食高危食物（如面包、果冻、松脆的点心、杂粮、坚果等）和混合材质的食物（如米粥）。其次应该通过增稠来改变食物的结构或黏度。一般来说对吞咽困难的食物，在制作中需要破壁机、合适的增稠剂，还需要添加高能量、高蛋白的食物（如奶粉、肠内营养制剂等），因为这类食物的营养成分容易被稀释，再加上患者本身也有很高的营养需求。但吞咽困难病因病程复杂，建议患者或家属根据专业的指导制作食物，否则不达标的饮食（如太稠或太稀）会适得其反！最后，若是饮食增稠后仍会发生误吸，那么就需要考虑鼻饲营养或胃肠造瘘。

总之，呛咳绝不是小毛病！它是吞咽困难、老年肺炎包括重症肺炎的预警信号之一。所以老年朋友特别是有高风险因素者，本人及家属应保持警觉，早发现、早就诊、早干预，以免产生严重后果。

（宋宏琪　万燕萍）

28 年龄大了，为什么皮肤老是"痒痒痒"？

生活小剧场 | LIVING SCENE ▽

　　70岁的李大爷前来皮肤科门诊看病，大爷愁眉苦脸地抱怨近年来全身皮肤莫名其妙地干燥并痒得要命，进入冬季后更加严重，经常坐立不安，夜不能眠，"痒"得走投无路。李大爷总觉得皮肤上面有东西，忍不住地抓！抓！抓！每天洗热水澡两三次，还拼命用肥皂擦，结果不但没有任何效果，症状还越来越厉害了。

　　医生对李大爷进行皮肤检查后发现：全身皮肤很干燥，有许多明显抓出来的痕迹和色素沉着，但并没发现其他皮疹和任何不正常。李大爷每年定期体检，身体比较健康，除了有高血压需定时、定量吃药外，并没有其他大毛病，综合判断李大爷的痒是医学上称为"老年皮肤瘙痒症"惹的祸。

　　李大爷就奇怪了：我身体好好的没啥大毛病，为什么就得了皮肤瘙痒症了呢？其实几乎每个人都曾有过的皮肤瘙痒的经历，但其发生原因各有不同，在皮肤过敏、蚊虫叮咬、精神紧张等情况下都会出现。老年人因皮肤老化导致皮肤屏障作用下降及皮肤免疫失调后更容易发生持续性瘙痒，如果排除了皮肤过敏、发疹子等原因，通常就会考虑为"老年皮肤瘙痒症"（见图 28-1）。

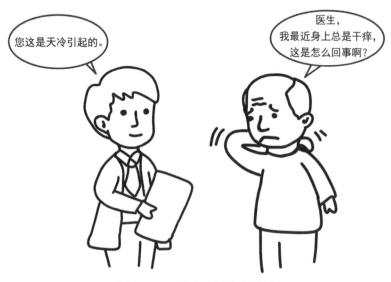

图 28-1　老年皮肤瘙痒症

为什么老年人更容易出现皮肤瘙痒呢?

最主要的原因是随年龄增大（一般从老年前期 50 岁左右开始），皮肤发生一系列老化和改变。正常情况下，人的皮肤需要一层保护性油脂，但随着年龄增加，皮肤的油脂分泌越来越少，特别是干性皮肤的人群，年轻时因为皮脂腺分泌比较旺盛还觉察不到，年龄大了后皮肤干燥状况就变得明显。此外，一些其他因素比如洗澡太勤、洗澡水太烫、沐浴露清洁力太强；休息不好、精神紧张焦虑；饮酒、辛辣刺激性饮食等都会对皮肤瘙痒起到推波助澜的作用。

需要警惕，久治不愈的老年皮肤瘙痒也可能是全身其他疾病的"早期信号"！

常见的有糖尿病，在血糖控制不好的情况下更容易发生，有的患者就是因经常皮肤瘙痒就医后经过检查才发现是糖尿病的；甲亢、严重的肝肾功能不全等疾病也会导致皮肤出现瘙痒。需要注意的是，有些得内脏癌症的患者也常常会出现严重的皮肤瘙痒并来看皮肤科。全身性疾病出现瘙痒时通常更加顽固、难忍、难治，常规药物治疗效果不好，持续时间会更长，所以有这类情况的老年朋友应该到医院进行全面的身体检查，排除相关疾病，从而早发现、早治疗。

如何解决"痒痒痒"的困扰呢？

对于轻度的"老年皮肤瘙痒症"，可以减少洗澡次数，避免热水洗烫，避免肥皂洗澡。因为频繁洗澡会导致皮肤屏障受损，而热水洗烫尽管当时很舒服，但只是一时舒服，对皮肤伤害比较大，并会导致恶性循环。此外，每天常规外用润肤剂、规律作息和清淡饮食等对于改善皮肤瘙痒也非常重要。对于严重、顽固的瘙痒症则不可大意，需要及时就医，在皮肤科医生的指导下仔细分析诱发因素，查找、排除可能的原因。治疗上除了尽量去除诱发和加重因素外，可以通过口服止痒药物，适当外用糖皮质激素软膏或者其他止痒剂进行对症处理，更严重的瘙痒需要用特殊药物进行治疗。应注意药物的不良反应，比如有些止痒药物偶尔会导致心律失常，患有心脏病的老年患者就需要特别当心。而长期外用糖皮质激素药膏会引起皮肤萎缩和紫癜出现等。因此，提醒老年朋友：口服或外用药物治疗皮肤瘙痒或者其他皮肤疾病一定要在医生指导下使用。此外，使用皮肤润肤剂可以显著改善皮肤屏障受损和干燥的情况，对缓解瘙痒有极大的益处，建议长期使用。

老年朋友出现了皮肤瘙痒千万不要紧张，若不严重的话可以先行按照前述的注意事项调整生活和护肤方式，大部分瘙痒可以改善。如果长期不好或者比较严重，建议及时到皮肤科门诊就医，在医生的帮助下仔细查找病因并进行预防和治疗。李大爷经过皮肤科医生宣教，并给予适当口服及外用药物治疗，自己也注意减少洗澡次数，不抓不烫，规律生活，瘙痒症状显著改善，睡眠也好了，生活质量得到了大幅提高。

（翰 强）

29 脸上的"痣"越长越大，会是皮肤癌吗?

生活小剧场 | LIVING SCENE ▽

　　75 岁的王奶奶在儿子的陪同下来皮肤科就诊，抱怨脸上一颗长了多年的"痣"近年来越长越大了（见图 29-1），老人家很担心，让小孙子帮忙在网上查了下，怀疑自己的"痣"发生了癌变，吓得要命，就让儿子带她到皮肤科来就诊。

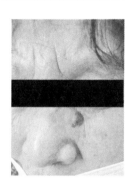

图 29-1　王奶奶脸上的"痣"越长越大

　　医生经过仔细临床诊断后，考虑王奶奶得的是"脂溢性角化病"（俗称"老年疣"），并告诉王奶奶，这是一个良性肿物，不用太担心，可回去定期观察大小变化，一般不会有事，如果有明显不适可随时就诊。但王奶奶还是不放心，说每天面对着镜子看到它就不舒服，很是担心自己得了皮肤癌。为了打消王奶奶的疑虑，医生就采用手术方法为王奶奶切除了让她担心的"痣"，病理化验结果也证实为"老年疣"，王奶奶和家人这才放了心。

　　诊断虽然明确了，王奶奶也放心了，但心中仍然有很多疑惑。

为什么我长了这么多年的"痣"就变成"老年疣"了呢？

其实王奶奶误解了，因为她自认为长了很多年的这个"痣"根本就不是"痣"。随着年龄的增加，人身上尤其是面部各种各样的斑或者肿物会越来越多，这些斑里最为常见的就是王奶奶那样的"脂溢性角化病"（凸出皮肤的俗称"老年疣"，表面平整、不凸出皮肤的俗称"老年斑"）。"脂溢性角化病"是一种良性肿瘤，也是人们皮肤老化的表现之一，可以发生在身体任何部位，通常面部更加多见。一般在50岁左右开始出现，但出现早的往往在30多岁就开始有了。王奶奶的"老年疣"已经存在了几十年，所以她一直误认为是脸上长了个"痣"。老年疣或者老年斑通常增长缓慢，恶变可能性极小。但如果短期内出现全身大范围的老年疣，则可能是恶性肿瘤（如胃肠道肿瘤）在皮肤上的表现，当然这种情况较少见。

王奶奶的儿子又问医生："那既然没事，是不是以后老人身上或者脸上出现类似肿物或者斑就可以随它去呢？"

医生告诉家属，这个观点是不对的！因为我们还需要警惕：不是所有的皮肤肿物都是良性的，毕竟老年人皮肤癌的发生率显著高于年轻人。和"老年疣"或"痣"长得很像的"皮肤癌"其实也很多，比如日光性角化病（一种癌前病变）、基底细胞癌、鳞状细胞癌及恶性黑色素瘤等。

患者家属继续追问："那我们遇到什么情况要怀疑可能是'皮肤癌'呢"？

家人提出的这个问题非常重要，提醒老年朋友：虽然大部分肿物或者斑都是良性的，但遇到下列几种情况还需及时就诊，以排除"皮肤癌"，防止耽误病情：①短期内体积显著增大、数目增多。比如色素痣通常很小的时候就会存在，但如果短期内增大比较明显或容易破溃，或者颜色短期明显变黑并且周围出现了小的病灶，则需要引起警惕。②发生在经常接受日光照射的暴露部位或者摩擦部位也需要当心，如日光性角化、基底细胞癌或者鳞状细胞癌都好发于面部等曝光部位，而恶性黑素瘤就常常发生在摩擦部位如足底等。③出现经常性的破溃、瘙痒、感染或者颜色发生显著改变的情况也需要及时就诊。出现上述情况时，医生通常会结合临床经验，或者通过辅助手段如皮肤镜、皮肤 CT 等方式进行初步检查，必要时进行切除并做病理检查来明确诊断。

王奶奶和她儿子听了医生的详细解释后豁然开朗，解除了心中的疑虑，放心回家了。

（鞠强）

30 我看出去的东西怎么都是歪歪扭扭的呢?

生活小剧场 | LIVING SCENE ▽

　　张老伯82岁，去医院看专家门诊时非常焦急地对医生说:"医生，我现在眼睛怎么越来越看不清了，其中一只眼睛看出去的东西都是歪歪扭扭的，当中有点暗，之前找其他医生看了，说是黄斑有问题，你看看我的眼皮上有块黄色的斑，是不是黄斑? 听人家说，眼睛有黄斑就要影响视力，最后要瞎的。"医生仔细查看了一下老伯伯的眼皮，并没有发现他所描述的"黄斑"，外观也都正常。但是张老伯的一席话还是引起了医生的反思，为什么他有这样的感觉呢?

眼底结构是怎样的?

　　眼球像皮球一样，有球壁包裹，眼球壁分3层，黄斑位于眼球壁最深处的视网膜层上，且处在视网膜的中心，所以我们从眼睛外面是看不到黄斑的。视网膜起什么作用呢? 通常我们总是把眼球比作照相机，视网膜就好比相机的底片，黄斑就是位于底片中央，并且组织结构非常精细复杂（见图30-1）。因此黄斑是我们看清楚东西最关键的部位，它的视觉功能占整个眼球的70%～80%。这个位置出现病变时就称为黄斑变性（见图30-2）。我国50岁以上人群中每6人就有1人患老年性黄斑变性。

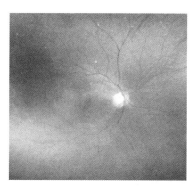

图 30-1　正常的眼底

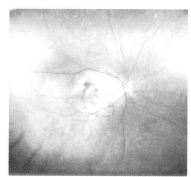

图 30-2　黄斑变性的眼底

老年黄斑变性对看东西有什么影响呢？

刚刚讲了老年黄斑变性是由于黄斑区出现了病变，它表现为营养黄斑的视网膜层功能下降，就像农田里面长出了野草，影响了正常农作物的生长，那么这种野草就是新生血管，它会引起出血瘢痕，造成视功能的损害，导致看周围的物体变形、视力下降等。

早期的老年黄斑变性很难察觉，但是随着病情的发展，可能会有下列一种或几种情况出现，需要引起我们的高度重视：

（1）在阅读或其他需要使用精细视力时感到艰难。

（2）视像变形扭曲，把直线看成弯曲或呈波纹状。

（3）辨识脸孔困难。

（4）视野中央有黑影或空白。

如何防止老年黄斑变性的发生和加重？

定期的眼科检查非常重要，根据年龄不同，检查频率不一，55 ~ 64 岁，每 1 ~ 3 年做一次眼科检查；超过65 岁，每 1 ~ 2 年做一次眼科检查。如果有上面所讲的情况发生，应立即去医院检查。由于老年黄斑变性是随着年龄的增长而发生、发展的一种改变，随着人口老龄化，这一类疾病的发病人数将越来越多。

如何在平时的日常生活中保护好我们的黄斑呢？

（1）建议减少紫外线的照射，尤其是到紫外线比较强烈的地方如海边、高原等外出时，必须戴好防护紫外线的防护眼镜。

（2）戒烟。老年性黄斑变性与吸烟有关，吸烟的发病人数是不吸烟的 4.4 倍。

（3）控制基础疾病如高血压、高血脂、糖尿病。血管动脉硬化是导致老年性黄斑变性的高危因素。

（4）多吃富含 β - 胡萝卜素、维生素 C、维生素 E 和锌的食品（如蛋、坚果、肉、家禽、鱼、奶制品、胡萝卜、甘蓝、菠菜、柑橘、青椒、西兰花、土豆），可降低老年人发生黄斑病变的风险。

（5）学会自查。可以用一张专门检测黄斑变性的格子图（阿姆斯勒表，网上可以免费下载，一般医院的眼科也常免费赠送）定期检测自己的眼睛有无出现变形、扭曲的情况。如出现视力下降，视物扭曲、变形中间出现发暗的情况，建议立即到眼科进行专业检查（见图30-3）。

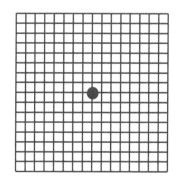 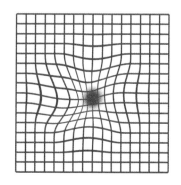

正常视觉　　　　　　　黄斑病变引起的异常视觉

图 30-3　阿姆斯勒表检测黄斑变性

老年黄斑变性会影响白内障手术效果吗？

由于白内障是老年人常见的眼病之一，对于有老年黄斑变性的白内障患者而言，需要手术时经常会遇到的问题是，有黄斑变性是否能进行白内障手术或者说黄斑变性是否会影响白内障手术后的效果？解决这些疑问需要了解白内障是眼睛晶状体的浑浊，黄斑变性是眼底的疾病，两者都会对视力造成影响。如果黄斑变性程度不是很严重，那么，通过白内障手术后一般能提高视力；如果黄斑变性已经非常严重，就像照相机底片全坏了，那么即使白内障手术非常成功，也不能提高视力。因此黄斑变性是否能进行白内障手术，需要根据黄斑变性的程度来决定。

（陶　晨）

31　都是拔牙惹的祸

生活小剧场 | LIVING SCENE

　　75岁的张老伯最近牙齿松动，吃什么东西都困难，只能喝些稀饭。为了彻底解决问题，他就想去口腔科拔掉松动牙再装假牙。半年前，他在美国探亲时因为胸痛发作确诊为冠心病，就放置了心脏支架，平时每日吃氯吡格雷，预防支架阻塞。张老伯听说吃氯吡格雷或阿司匹林这些药物会引起拔牙后伤口出血，平时也没有再发生胸闷、胸痛的情况，就在拔牙前半个月自行停吃了氯吡格雷。谁知道，拔牙后2个小时，张老伯突然出现胸口前偏左剧烈的持续闷痛，同时浑身冷汗，马上急诊做心电图检查，竟然发生了急性心肌梗死，立即进行了抢救。

68岁的李老伯从农村来上海看望打工的儿子。因为牙痛，到附近口腔小诊所看牙齿，当时医生就帮他把有毛病的牙齿拔除了。回家后李老汉拔牙的地方出血不止，到当日半夜，出血越来越多，只得赶紧到三级综合性医院的口腔科去看急诊。医生仔细询问了李老伯今天的拔牙经过，又做了必要的化验检查后，告诉李老伯需要做紧急伤口缝合止血。医生随后又发现李老伯的各项凝血指标都不正常，便追问李老伯以前有啥毛病，原来李老伯已经有房颤2年了。医生要求李老伯每日吃华法林预防脑梗死，并定时验血。但李老伯觉得验血太麻烦，又要花钱，反正按时吃药就可以了，自己也没有特别的不舒服及出血的情况发生。近两年基本没有复查过血指标。这次去拔牙也觉得是个小手术，没太当回事，拔牙当天还是按照平常的习惯吃药，想着既方便又可以少花些钱，就在小诊所看看算了，谁知竟然惹出了吓人的大麻烦。

张老伯和李老伯只是拔了颗牙齿，为什么会引起如此严重的大祸？那么祸根又是什么呢？

张老伯和李老伯都是有心血管疾病的老人，张老伯心脏还放过支架。他们都想当然地认为，自己目前情况稳定，拔牙不过是个小手术，最好一次性彻底解决问题，不需要拔牙前来来回回看医生。张老伯由于谨慎，害怕术后出血，就自己长时间地停用氯吡格雷，反而引起心脏支架堵塞而发生急性心梗。而李老伯因为对自己所吃药物的不良反应一无所知，自作主张，拔牙前没有停用华法林而造成拔牙后出血不止。张老伯和李老伯怎么也不会想到，小小的拔牙手术居然能惹出这样的一场大祸（见图31-1）。

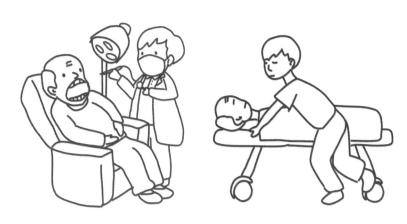

图31-1　拔　牙　手　术

像张老伯和李老伯这种因为拔牙惹的祸可以避免吗？

（1）拔牙前要了解自己有哪些疾病预警信号，有了这些信号，是不可以立即拔牙的。例如血糖过高，血压控制不好，反复心慌、胸口闷痛，特别容易出血以及近期有感冒、发热、咳嗽、腹泻等情况，这些都是禁忌信号。有这些情况的老年朋友，千万要有耐心，需要在口腔科与专科医生的联合指导下进行治疗，等病情稳定后才考虑拔牙。如果近6个月里发生过急性心肌梗死、急性心衰、急性脑梗死、脑出血，或者刚换了心脏瓣膜，做了冠状动脉搭桥手术，装了人工心脏起搏器等，则更要小心谨慎，一般要等病情稳定且手术满6个月后才能考虑拔牙。

（2）为了我们自己的安全，绝对不要向医生隐瞒自己任何的病情、服药史及药物过敏史。医生会根据每个人的情况做一些必要检查（例如心电图、胸片、心超、血压、血糖、凝血功能等），来评估拔牙的风险，风险到底有多大，还需要做哪些拔牙前的准备。对于有心脏病、高血压的患者，医生还要根据疾病的程度来判断在拔牙过程中要不要全程心电、血压等监护，一旦在拔牙手术中出现问题也可以第一时间处理，以确保安全。

（3）拔牙前后老年患者如何用药也是需要特别提醒

的。大家要记住用药的原则：该停的药一定要停，该用的药一定要用！但我们老年朋友不是专业的医生，所以对于哪些药需要在拔牙前停用、怎么停、什么时候恢复吃；哪种情况下要用抗生素、怎么用，这些具体的问题需要咨询医生。例如为了避免术中及术后出血，应该在医生的指导下提前停用一些抗凝及抗血小板的药物（如华法林、利伐沙班、阿司匹林、氯吡格雷、西洛他唑等）。而糖尿病患者由于对病菌抵抗力普遍降低，拔牙后容易发生各种感染，应该在控制血糖的前提下，拔牙前就开始口服抗生素预防感染。另外对于那些特别容易紧张，或者平时在家里血压正常，一到医院血压就会升高的老年朋友，医生也会根据个人的情况来指导术前适当服用镇静药。

（4）建议老年朋友不要为了贪图方便和省点钱就去小诊所，一定要选择正规的综合性医院，在拔牙前先做好手术评估和准备工作。

如果张老伯和李老伯也能早点知道这些建议，提前准备，也许就能避免上述祸事的发生了。这真是"拔牙无小事，安全第一条！术前不准备，亲人两行泪！"各位老年朋友，希望大家能吸取两位老人的教训，在拔牙前先去医院做好评估，明确自己身体的实际情况是否可以拔牙，按照医生的指导意见，充分做好准备工作，放松心情，顺顺利利拔牙，安安全全回家！

（陈 谊 盛 净）

32 "老年压疮"绝不是小事哦！

生活小剧场 | LIVING SCENE

　　老年科病房护士小高在收治85岁的姚爷爷时，发现他屁股的皮肤都"烂"了，散发出一股难闻的气味。姚爷爷有糖尿病，之前住在养老院，因为怕麻烦护理员，他从早到晚一直坐在轮椅上不动弹。小高发现姚爷爷屁股两边的皮肤大片破皮，摸上去硬硬的，细看后发现压疮已经异常严重，达到深部组织损伤。好在姚爷爷积极配合治疗，在医护人员定期帮姚爷爷翻身、每周精细换药等综合治疗护理下，花了近4个月，压疮才全部愈合。

　　在老年科病房，这类压疮患者还有很多。88岁的王奶奶也是这样，由于有血管性痴呆，晚上经常吵闹，脚后跟老是摩擦床单，久而久之，足跟部就出现了抹不去、洗不掉的红斑。

压疮到底是怎么一回事呢？

姚爷爷烂了的屁股和王奶奶的足跟红斑都称为"压疮"。通常发生在有不同程度营养不良的老人，或是不能自己翻身的患者。常见于骨头突起的地方，局部一直受压，硬骨头顶着软薄的皮肤，压得久了，皮肤缺氧坏死，自然就被压"烂"了，也就成了压疮。

为什么"老年压疮"不是小事呢？

对于长期卧床老人的照护者来说，一定深有体会：躺着躺着，突然有一天老人的皮肤就被压"烂"了。照护难度加大，患者也因为疼痛不肯翻身，结果只会烂得更加厉害，还容易感染，伤口经久不愈，需要不断换药。老人痛苦不堪，劳民伤财不说，压疮部位的细菌还可能通过血液跑到全身各个地方，产生致命的毒素，最终发生危及生命的严重后果。

有朋友会问："我每天睡一整觉，怎么就没有睡出压疮来呢？"

那是因为正常人在睡觉时会不由自主地多次翻身，而不会始终保持一个姿势。无论哪种姿势，身体的长期受力点就是压疮的好发部位（见图32-1）：如平睡时的后脑勺、肩胛、手肘、臀部、脚后跟；侧睡时的耳郭、肩膀、髋部、膝盖内侧及脚踝；坐位时的坐骨结节、支撑扶手的手肘、被椅面长期压迫的膝盖内侧，都容易发生压疮，这就是"鸡蛋碰石头"的道理。

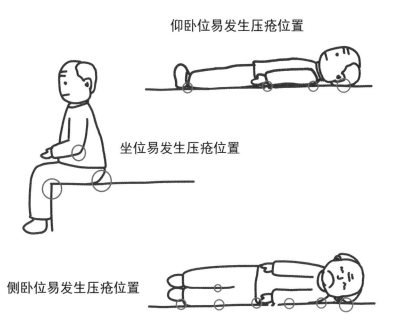

图 32-1　容易发生压疮的部位

哪些原因容易让老人发生压疮呢？有办法可以预防吗？

除了像姚爷爷和王奶奶这样不方便自己活动的老人，还有瘫痪、意识不清、认知有问题或使用镇静安眠药物后、晚期肿瘤因疼痛长期保持同一姿势、被石膏固定或者感觉迟缓的患者，都是发生压疮的高危人群，在照护时应特别关注。下面就告诉大家一些预防压疮的小诀窍：

（1）保证每两小时翻身1次，翻身时务必动作轻柔，如果能为骨头突起处垫上特制的软枕，那就更好了。

（2）出汗或潮湿也会引起皮肤破损，所以，保持皮肤清洁干燥尤为重要，出汗、大小便失禁都应及时清理擦干，能有效预防压疮。

（3）抬高床头尽量不超过30°，否则最好在屁股下放一软枕，避免身体下滑，同时尽量缩短抬高时间，控制在30分钟之内。

（4）鼓励长期坐轮椅者每15分钟做一次约15秒的运动，减轻局部受压情况。坐轮椅时，椅背可向后略倾斜，腰部使用靠垫，座位面使用减压垫，双脚放在支撑物上，脚后跟悬空。

（5）切记：一旦发现老人局部皮肤被压红，千万不要尝试用力按摩促进血液循环，也不要急着用毛巾热敷，这只会使压疮提前发生，好心办了坏事。

"老年压疮"绝非小事，预防至关重要。愿全天下的老人都能得到科学细致的照护，远离压疮，拥抱健康舒心的晚年生活。

（蔡敏慧　张晓红）